Abdulaziz Wannas Abd

MCQs em Pediatria

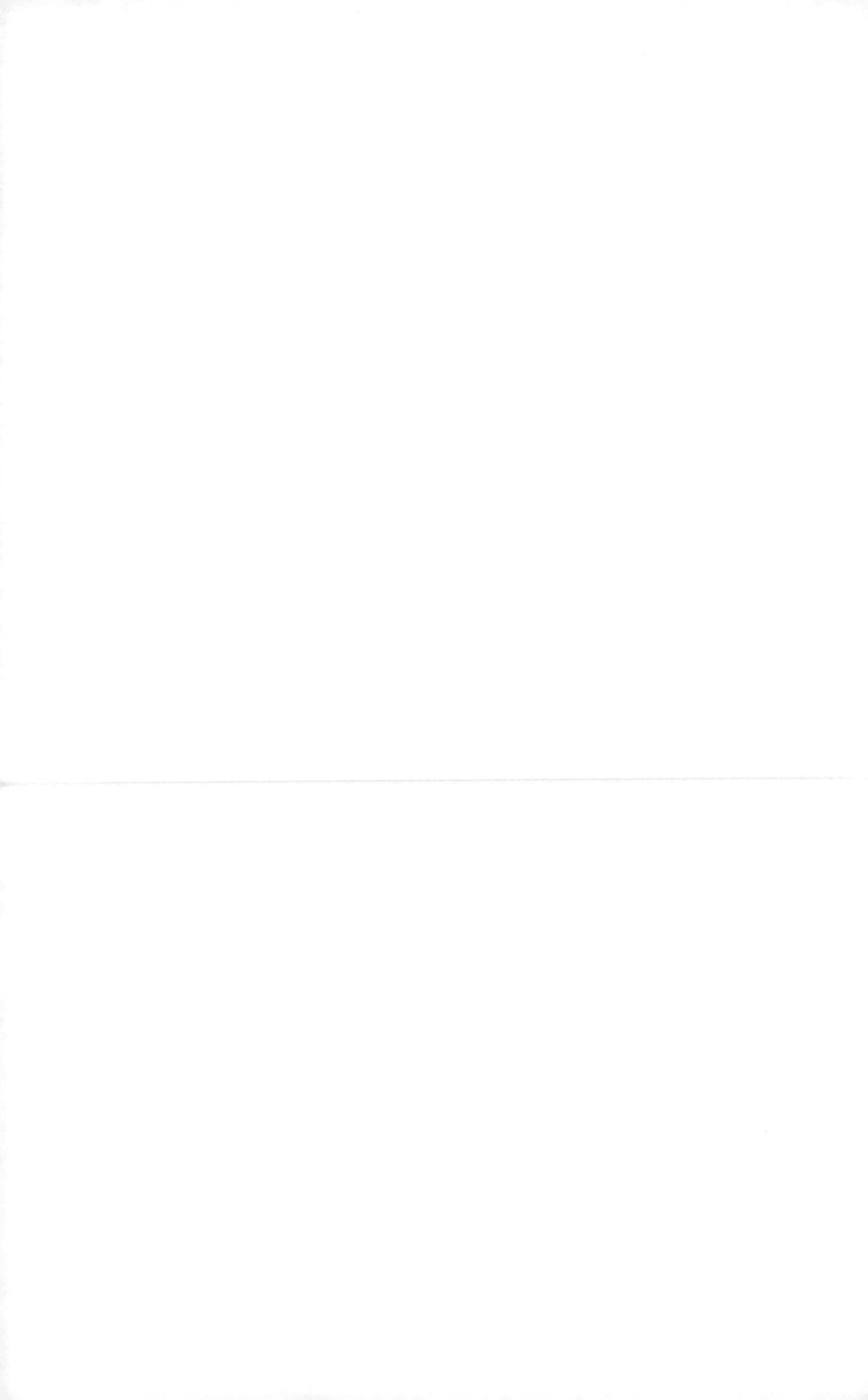

Abdulaziz Wannas Abd

MCQs em Pediatria

MCQs em Hematologia Pediátrica: útil em estudos de graduação/pós-graduação de exames de hemato-oncologia e exames de pediatria

ScienciaScripts

Imprint

Any brand names and product names mentioned in this book are subject to trademark, brand or patent protection and are trademarks or registered trademarks of their respective holders. The use of brand names, product names, common names, trade names, product descriptions etc. even without a particular marking in this work is in no way to be construed to mean that such names may be regarded as unrestricted in respect of trademark and brand protection legislation and could thus be used by anyone.

Cover image: www.ingimage.com

This book is a translation from the original published under ISBN 978-620-7-64846-7.

Publisher:
Sciencia Scripts
is a trademark of
Dodo Books Indian Ocean Ltd. and OmniScriptum S.R.L publishing group

120 High Road, East Finchley, London, N2 9ED, United Kingdom
Str. Armeneasca 28/1, office 1, Chisinau MD-2012, Republic of Moldova, Europe
Printed at: see last page
ISBN: 978-620-7-66351-4

MCQs em Hematologia Pediátrica

<u>Útil no estudo de graduação/pós-graduação do exame de hemato-oncologia e no exame de pediatria sobre esta área.</u>

Abdulaziz Wannas Abd
Médico, DCH, FICM, CABMS Hematologia e Oncologia
Consultor do serviço de Hemato-Oncologia pediátrica

Cidade Médica/Bagdade /Escola
Médica do Iraque/Universidade de
Al-Qadisiyah

Índice

Abreviatura médica

ALL	Acute lymphoid leukemia
AML	Acute myeloid leukemia
ED	Emergency room
CHL	Classical Hodgkin lymphoma
FEP	Free erythrocyte protoporferrin
(CT)	Computed tomography scan.
(FDG-PET)	Fluorodeoxyglucose positron emission tomography
STfR	Serum transferrin receptor
RDW	Red cell distribution width
GI	Gastro-intestinal
GVHD	Graft versus host disease
IDA	Iron deficiency anemia
RLS	Restless leg syndrome
(RS	Reed Sternberg)
BM	Bone marrow
ICT	Indirect coombs test
DCT	Direct coombs test
MCHC	Mean cell corpuscular hemoglobin concentrations
HS	Hereditary spherocytosis
HE	Hereditary eleptocytosis
HSCT	Hematopoietic stem cell transplantation
HPP	Hereditary Pyropoikilocytosis.
IF-Cbl	Complex intrinsic factor-cobalamin
MTHFR	Methylenetetrahydrofolate reductase
SCD	Sickle Cell Anemia
SCID	Severe combined immune deficiency
CNS	Central nervous system
PK	Pyruvate kinase enzyme
MDS	Myelodysplastic syndrome
NLPHL	Nodular lymphocyte predominance Hodgkin lymphoma
AML	Acute myeloid leukemia
(ALA-S)	δ-aminolevulinic acid synthase
RDW	Red cell distribution width
MCHC	Mean cell corpuscular hemoglobin concentration
UCBT	Umbilical cord blood transplants
vWF	Vonwilbrand factor

***some medical abbreviation in same chapter**

<u>**PREFÁCIO**</u>

O ramo da hemato-oncologia pediátrica é um ramo emergente na área da pediatria, com muitas perspectivas num futuro próximo. As perguntas de escolha múltipla em hematologia e oncologia são obrigatórias em quase todos os exames de graduação e pós-graduação, à semelhança de outras disciplinas importantes em pediatria, como cardiologia, gastroenterologia, neurologia, etc., quando se trata de ensinar durante os estudos de graduação e pós-graduação. Este livro representa um tema central útil para estudantes, residentes, bolseiros e hematologistas e oncologistas pediátricos como conhecimento essencial necessário para os exames. Por ser a primeira edição, procuro cobrir todas as doenças hematológicas benignas e malignas mais comuns e outras de tumores sólidos. Não existe um livro específico de perguntas e respostas no ramo da hemato-oncologia pediátrica e os estudantes procuram habitualmente vários livros de pediatria para obterem perguntas relacionadas com estes assuntos. O objetivo deste livro é apresentar as perguntas e respostas de hematologia e oncologia com as suas explicações de forma a aumentar as competências e informações dos estudantes e ajudá-los a estudar, a acumular pontos de conhecimento e a manterem-se actualizados.

Este livro é uma ferramenta educacional, bem como uma preparação para exames, pois contém o máximo de informação possível e fornece alguns conhecimentos sobre os antecedentes, a fisiopatologia e a revisão da literatura de diferentes temas nos domínios da hematologia e da oncologia. A referência deste livro pertence aos principais livros académicos em pediatria e aos mais populares artigos e investigações recentemente actualizados em hematologia e oncologia nas bibliotecas de oncologistas e hematologistas consultores.

<u>**Anemia por deficiência de ferro (ADF)**</u>

1- A deficiência de ferro nas crianças inclui todas as seguintes situações, exceto

a- 40-50% das crianças com menos de 5 anos de idade têm carência de ferro.

b-A prevalência da deficiência de ferro é duas vezes superior à da anemia por deficiência de ferro.

c-Um segundo pico de deficiência de ferro é observado durante a adolescência.

d-Em bebés normais, é necessário 1 mg/kg/dia.

e-Nos bebés com baixo peso à nascença, as necessidades de ferro são inferiores às necessidades infantis.

Resposta correcta e

Em bebés normais, são necessários 10 mg/kg/dia até um máximo de 15 mg/dia (assumindo uma absorção de 10%). Nos bebés com baixo peso à nascença, nos bebés com valores iniciais de hemoglobina baixos e nos que sofreram perdas de sangue significativas, são necessários 2 mg/kg/dia até um máximo de 15 mg/kg/dia. O primeiro pico de deficiência de ferro ocorre nos primeiros cinco anos de vida e o segundo pico é observado durante a adolescência devido ao crescimento rápido e à ingestão subóptima de ferro.

2- Qual das seguintes afirmações não é verdadeira sobre o metabolismo do ferro? a-O leite materno e o leite de vaca contêm menos de 1,5 mg de ferro por 1000 calorias.

b- O leite de vaca e o leite materno são igualmente pobres em ferro .

c- A ingestão de chumbo, mas não de cobalto, partilha as vias de absorção do ferro.

d- O ferro presente nos produtos vegetais é limitado pela sua baixa solubilidade.

e- A gastrectomia prejudica a absorção de ferro de fontes não heme.

Resposta correcta c

O leite materno e o leite de vaca contêm menos de 1,5 mg de ferro por 1000 calorias (0,5-1,5 mg/l). Embora o leite de vaca e o leite materno sejam igualmente pobres em ferro, os bebés amamentados absorvem 20-80% do ferro, em contraste com os cerca de 10% absorvidos pelo leite de vaca. A ingestão de cobalto e de chumbo partilha a via de absorção do ferro. O ferro presente nos produtos vegetais é limitado tanto pela baixa solubilidade como pela presença de poderosos quelantes naturais, por exemplo, os fitatos. Quaisquer factores que reduzam a acidez gástrica (por exemplo, medicamentos - bloqueadores da histamina 2, bloqueadores da bomba de ácido; procedimentos cirúrgicos - vagotomia, gastrectomia) prejudicam a absorção do ferro de fontes não heme.

3- Anemia por deficiência de ferro Todas as seguintes situações, exceto

a-Crescimento rápido associado à deficiência de ferro durante a infância e a puberdade.

b- A anemia por deficiência de ferro pode ocorrer em qualquer altura devido a uma deficiência alimentar.

c- Cada quilograma de aumento de peso requer um aumento de 10-15 mg de ferro corporal.

d- A quantidade de ferro no recém-nascido é de 75 mg/kg

e- A causa mais comum de anemia por deficiência de ferro está relacionada com uma ingestão inadequada.

Resposta correcta c

Cada quilograma de aumento de peso requer um aumento de 35-45 mg de ferro corporal. A anemia por carência de ferro pode ocorrer em qualquer altura quando o crescimento rápido ultrapassa a capacidade da dieta e das reservas corporais para suprir as necessidades de ferro.

4- A anemia por deficiência de ferro inclui todas as seguintes afirmações verdadeiras, exceto

a- A perda de sangue oculto no intestino associada apenas à gastrectomia.

b- Pode ser acompanhada de hipoproteinemia e de imunoglobulinas séricas baixas.

c- A síndrome das pernas inquietas foi descrita na deficiência de ferro.

d- O baço na deficiência de ferro pode estar aumentado.

e- Anemia por deficiência de ferro refractária quando não há resposta hematológica após 4-6 semanas de tratamento com ferro oral.

Resposta correcta a

A deficiência de ferro por si só, independentemente da sua causa, pode resultar em perda de sangue oculto no intestino. A síndrome das pernas inquietas, uma síndrome de movimentos incontroláveis das pernas, foi descrita na deficiência de ferro. Postula-se que se deve a uma deficiência de ferro nos tecidos das partes do sistema nervoso central relacionadas com o controlo dos movimentos. Mais de 50% dos bebés com deficiência de ferro têm fezes positivas para guaiaco. Esta perda de sangue deve-se aos efeitos da deficiência de ferro no revestimento da mucosa (por exemplo, deficiência de enzimas que contêm ferro no intestino), levando à perda de sangue da mucosa. Isto cria um ciclo vicioso em que a deficiência de ferro resulta numa alteração da mucosa, que leva à perda de sangue e agrava ainda mais a anemia. A hemorragia devida à deficiência de ferro é corrigida com o tratamento com ferro. Para além de a deficiência de ferro em si causar perdas de sangue, pode também induzir uma enteropatia, ou síndrome do intestino permeável. Nesta situação, para além dos glóbulos vermelhos, vários constituintes do sangue são perdidos no intestino. A deficiência de ferro é acompanhada de hiperproteinemia (com ou sem edema), estando também associada a hipocalcemia, hipotransferrinemia e imunoglobulinas séricas baixas devido à perda destas substâncias no intestino. A anemia por deficiência de ferro é definida como "refractária" quando não há resposta hematológica (aumento inferior a 1 g/dl de hemoglobina) após 4-6 semanas de tratamento com ferro oral.

5- A relação entre os compostos que contêm ferro e a sua função inclui todas as seguintes características, exceto

a- Peroxidase com morte bacteriana.

b- Monoamina oxidase com metabolismo das catecolaminas.

c- Xantina oxidase com metabolismo do ácido úrico.

d- Citocromos com produção de ATP e síntese proteica.

e- todas as opções anteriores são verdadeiras

Resposta correcta e

6- O diagnóstico da deficiência de ferro inclui todas as seguintes situações, exceto

a- O RDW é elevado (mais de 14,5%) na deficiência de ferro.

b- Na anemia grave por deficiência de ferro é comum a trombocitose.

c- Tanto na deficiência de ferro como no envenenamento por chumbo, o nível de FEP está elevado. d- Uma concentração de ferritina inferior a 12 ng/ml é considerada diagnóstica de deficiência de ferro.

e- O ensaio terapêutico constitui o critério mais fiável da anemia por deficiência de ferro.

Resposta correcta b

A trombocitopenia é mais frequente na anemia grave por deficiência de ferro. A trombocitose está presente quando há hemorragia associada. O RDW é elevado (mais de 14,5%) na deficiência de ferro e normal na talassemia (menos de 13%). É muito mais elevado no envenenamento por chumbo do que na deficiência de ferro. A FEP é normal na α- e β-talassemia minor. A elevação da FEP ocorre assim que as reservas corporais de ferro são esgotadas, antes do desenvolvimento da anemia microcítica. Por conseguinte, um nível elevado de FEP é uma indicação para a terapêutica com ferro, mesmo quando a anemia e a microcitose ainda não se desenvolveram. No caso de um ensaio terapêutico, o critério mais fiável de anemia por deficiência de ferro é a resposta da hemoglobina a um ensaio terapêutico adequado de ferro oral.

7-	O diagnóstico de deficiência de ferro inclui todas as seguintes afirmações, exceto a- Uma reticulocitose com um pico que ocorre entre o quinto e o décimo dia.

b- O STfR está aumentado nos casos de hiperplasia dos precursores eritróides.

c- O rácio STfR/log ferritina proporciona a maior sensibilidade e especificidade na presença de inflamação ou infeção crónica.

d- Aumento da relação zinco protoporfirina/heme nos glóbulos vermelhos.

e- Níveis elevados de hepcidina podem ajudar a identificar os doentes que respondem ao ferro oral.

Resposta correcta e

Os níveis séricos de hepcidina não estão disponíveis para utilização clínica. Poderá ajudar a identificar os doentes em que a resposta ao ferro oral é provável (aqueles com níveis baixos de hepcidina) e aqueles em que não é provável (aqueles com níveis normais ou elevados de hepcidina). Uma reticulocitose com um pico que ocorre entre o quinto e o décimo dia, seguida de um aumento significativo do nível de hemoglobina (um aumento da hemoglobina de mais de 1 g/dl em 1 mês).rácio STfR/log ferritina:

O cálculo da razão entre a concentração sérica de receptores de transferência e o logaritmo da concentração sérica de ferritina proporciona a maior sensibilidade e especificidade na presença de inflamação ou infeção crónica. Valores inferiores a 2,2 mg/l excluem a deficiência de ferro e valores superiores a 2,9 mg/l confirmam a deficiência de ferro. A STfR está aumentada em casos de hiperplasia dos precursores eritróides, como na anemia por deficiência de ferro e na talassemia. Não é afetada por infecções e inflamações, ao contrário da ferritina sérica que se encontra aumentada. Por conseguinte, é de grande utilidade para distinguir a deficiência de ferro da anemia de doença crónica e para identificar a deficiência de ferro na presença de inflamação ou infeção crónica.

8- A anemia por deficiência de ferro deve ser diferenciada de outras doenças por todas as seguintes características, exceto

a-O RDW é normal na talassemia e baixo nas pessoas com deficiência

de ferro. b-A FEP está aumentada na anemia por deficiência de ferro e

normal na talassemia.

c-A ferritina sérica está diminuída na deficiência de ferro e normal na

talassemia d-O plasma na deficiência de ferro é límpido e na

talassemia é cor de palha.

e-A hemoglobina A2 está diminuída na deficiência de ferro e aumenta na β-talassemia minor.

Resposta correcta a

O RDW é normal nos doentes com talassemia e anemia de doença crónica, mas elevado nos doentes com deficiência de ferro. A FEP está aumentada na anemia por deficiência de ferro e na doença crónica e é normal na talassemia. Deve ter-se em atenção que, uma vez que a hemoglobina A2 está diminuída na deficiência de ferro, o diagnóstico de β-talassemia minor (em que a hemoglobina A2 está aumentada) pode não ser feito até à terapia com ferro e à correção da deficiência de ferro. Pode ser necessário utilizar um tratamento com ferro durante 1 mês para determinar o diagnóstico e a contribuição da anemia por deficiência de ferro para o quadro clínico.

9- As características da anemia por deficiência de ferro incluem todas as seguintes, exceto

a- Se a hemorragia for intermitente, podem ocorrer testes guaiacos negativos para hemorragia oculta.

b- A prova do guaiaco pode detetar até menos de 1 ml de sangue oculto.

c- a hemossiderose pulmonar pode estar associada a anemia por deficiência de ferro.

d- Em crianças com efeitos secundários GI, pode ser utilizado ferro uma vez de dois em dois dias.

e- Pico de contagem de reticulócitos nos dias 5-10 após o início da terapêutica com ferro.

Resposta correcta b

O teste do guaiaco só é suficientemente sensível para detetar mais de 5 ml de sangue oculto. Após o pico de reticulócitos, a hemoglobina aumenta, em média, 0,25-0,4 g/dl/dia ou o hematócrito aumenta 1%/dia durante os primeiros 7-10 dias e, posteriormente, a hemoglobina aumenta mais lentamente: 0,1-0,15 g/dl/dia. Se a hemorragia for intermitente, podem ocorrer testes guaiacos negativos para hemorragia oculta. Por este motivo, a hemorragia oculta deve ser testada em pelo menos cinco ocasiões quando se suspeita de hemorragia gastrointestinal. Em crianças com efeitos secundários gastrointestinais, a administração de ferro uma vez de dois em dois dias pode ser melhor tolerada com bons efeitos

10- A terapia para a deficiência de ferro caracteriza-se por todas as seguintes características, exceto

a- A duração de 10 a 12 semanas para que as reservas de ferro sejam reconstituídas.

b- Os efeitos secundários da terapêutica com ferro incluem obstipação e diarreia, cólicas abdominais, náuseas e sabor metálico.

c- Pode produzir resultados falso-positivos em testes de sangue oculto.

d- Absorção gastrointestinal prejudicada devido ao pH gástrico elevado.

e-Helicobacter pylori diminuem a absorção de ferro.

Resposta correcta c

Embora as fezes possam ser escuras, não produz resultados falso-positivos nas análises de sangue oculto. A duração da terapêutica é de 10 a 12 semanas, de modo a preencher as reservas de ferro e a repor os níveis normais de ferritina. Os efeitos secundários da terapêutica com ferro incluem obstipação e diarreia, cólicas abdominais, náuseas e sabor metálico. Absorção GI prejudicada da terapia com ferro devido ao pH gástrico elevado (por exemplo, antiácidos, bloqueadores de histamina-2, inibidores da bomba de ácido gástrico). O Helicobacter pylori, que se estima afetar metade da população mundial, diminui a absorção de ferro porque o organismo compete com o seu hospedeiro humano pelo ferro disponível e deve ser erradicado na anemia por deficiência de ferro resistente ao ferro.

11- As indicações da terapia parentérica na anemia por deficiência de ferro incluem todas as seguintes, exceto:

a-Não cumprimento.

b-Doença intestinal grave.

c-Doença diarreica aguda em populações desfavorecidas.

d- Doentes anémicos após receberem terapêutica com eritropoietina (por exemplo, diálise renal e em doentes a receber quimioterapia) para assegurar um fornecimento amplo e constante de ferro.

e- Se a deficiência de ferro for combinada com a talassemia B menor.

Resposta correcta e

Substituição da transfusão de sangue quando não é aceite pelo doente por motivos religiosos e deficiência de ferro na insuficiência cardíaca. A deficiência grave de ferro que requer uma rápida reposição das reservas de ferro é outra indicação para as reposições de ferro.

Com o ferro parentérico podem ocorrer rubor, dores de cabeça, dores musculares e articulares, náuseas, tonturas, erupções cutâneas, febre e arrepios. Um número muito reduzido de doentes apresenta anafilaxia que requer tratamento de emergência. Com a injeção intramuscular pode ocorrer coloração no local, especialmente nos casos em que a solução é acidentalmente administrada nos tecidos superficiais. A coloração é de tipo transitório, desaparecendo após algumas semanas ou meses. Uma injeção em "Z" no músculo minimiza a possibilidade de uma fuga subcutânea.

12- A afirmação falsa sobre a terapia parentérica com ferro inclui

a- transfusão de concentrado de glóbulos vermelhos quando há sinais de disfunção cardíaca e o nível de hemoglobina é igual ou inferior a 4 g/dl.

b- Pode ocorrer rubor, dor de cabeça, dores musculares e articulares com o ferro parentérico.

c- Diminuição do risco de ataques clínicos de malária e outras infecções.

d- Contra-indicações para a terapêutica parentérica com ferro nas lesões hepáticas.

e- Com a injeção intramuscular pode ocorrer coloração no local.

Resposta correcta c

Foi demonstrado um risco acrescido de ataques clínicos de malária e de outras infecções em regiões maláricas, particularmente com a suplementação parentérica ou oral de altas doses de ferro. Contra-indicações para a terapêutica parentérica com ferro, evidência clínica ou bioquímica de danos no fígado, infeção aguda ou crónica e recém-nascidos.

13- Todas as seguintes afirmações são verdadeiras sobre os eritrócitos Exceto

a-Aproximadamente 1% das hemácias são removidas por dia.

bA hemoglobina livre aparece no plasma se as proteínas de ligação ao heme forem excedidas.

c-A causa mais comum de crise aplástica é a infeção por parvovírus

B19. d-A medula óssea pode aumentar sua produção de hemácias de

duas a três vezes de forma aguda.

A resposta de e-Marrow a uma anemia hemolítica crónica é reflectida por um índice de reticulócitos de 10-12.

Resposta correcta e

A resposta habitual da medula óssea a uma anemia hemolítica crónica é reflectida por um índice de reticulócitos de 3-4.

14- Um rapaz de 11 anos, com antecedentes de alterações comportamentais e diminuição do rendimento escolar, apresenta sensações de desconforto nas pernas e mexe frequentemente as pernas. Os sintomas são piores durante o repouso e diminuem quando está a mexer-se. Também são piores ao fim da tarde e à noite. Os resultados do seu exame físico, incluindo uma avaliação neurológica completa, são normais. Qual é o teste correto para chegar ao diagnóstico?

a- Ressonância magnética do cérebro

Nível de b-Lactato desidrogenase

Nível de cinase criadora no soro

d-Ferritina sérica.

e-Serum potassium.

Resposta correcta d

A criança apresenta sintomas característicos da síndrome das pernas inquietas (SPI). Os critérios da SPI incluem uma sensação desconfortável ou uma vontade inexplicável de se mexer, aumento dos sintomas em repouso, diminuição dos sintomas com o movimento e agravamento dos sintomas ao fim da tarde ou à noite. O diagnóstico baseia-se principalmente em achados clínicos, incluindo a descrição da própria criança das sensações invulgares que experimenta. A deficiência de ferro, com ou sem anemia, está associada a perturbações do crescimento, atrasos neurocognitivos e problemas de comportamento, bem como a outras anomalias neurológicas. Algumas doenças relacionadas com a deficiência de ferro, como o atraso cognitivo, podem não ser reversíveis mesmo quando as reservas de ferro são repostas. A síndrome das pernas inquietas tem sido associada a níveis baixos de ferritina, e o tratamento com ferro tem demonstrado, em muitos casos, melhorar tanto o nível de ferritina quanto os sintomas da doença.

15-   Um rapaz de 2 anos com anemia microcítica tratado com 3 mg/kg por dia de ferro elementar durante as últimas 6 semanas. A sua mãe não refere alterações na atividade ou no apetite. Bebe dois a três copos de leite por dia e tem uma alimentação relativamente diversificada. Os seus parâmetros de crescimento estão no percentil 75 e o seu exame físico é normal. Os resultados dos exames laboratoriais incluem: - Hemoglobina. 9,5 g/dL (94 g/L) - Hematócrito, 30% (0,29) - Volume corpuscular médio, 65 fL - Largura de distribuição dos glóbulos vermelhos, 12% - Contagem de glóbulos vermelhos, 5,8 milhões; Qual é o teste de diagnóstico mais provável?

a- Testes directos de antiglobulina (Coombs)

b- Eletroforese da hemoglobina

c-Aspirado de medula óssea

d-Obter a contagem de reticulócitos.

e-Medir o nível de folato

Resposta correcta b

A criança tem anemia microcítica (definida por um volume corpuscular médio [VCM] baixo), que é o tipo de anemia mais frequente na infância. Embora a deficiência nutricional de ferro seja a causa subjacente mais comum da microcitose, outras doenças, nomeadamente o traço de beta-talassemia, também podem ter esta apresentação. Além disso, a largura de distribuição dos eritrócitos (RDW) na anemia por deficiência de ferro é tipicamente elevada (>14,5%), e a RDW estreita neste doente levanta questões sobre o diagnóstico. O cálculo do índice de Mentzer (VCM/contagem de glóbulos vermelhos) com um valor inferior a 13 sugere traço de talassemia beta. Para confirmar o diagnóstico, deve ser realizada uma eletroforese da hemoglobina para documentar um aumento da percentagem de hemoglobina A2. A contagem de reticulócitos e o teste de Coombs são importantes na avaliação da anemia hemolítica e a deficiência de folato indica anemia macrocítica.

16- O ferro sérico está frequentemente aumentado nas seguintes condições: -

a-Anemia das doenças crónicas.

Anemia hemolítica b-G6PD

c-Anemia por deficiência de ferro.

d-Anemia sideroblástica.

e-Esferocitose congénita.

Resposta correcta d

A talassemia também está associada a um aumento do nível de ferro.

17- O nível habitual de hemoglobina no recém-nascido:

a-100-140 g/l;

b-110-130 g/l;

c-120-140 g/l;

d- 140-160 g/l;

e-180-240 g/l.

Resposta correcta e

18- O nível mais baixo de hemoglobina normal num bebé saudável:

a- 9 g/dl.

b- 10 g/dl.

c- 11 g/dl.

d-12 g/dl.

e-13 g/dl.

Resposta correcta c

19- A causa mais comum de anemia por deficiência de ferro na primeira infância:

a- Doenças crónicas

b- Fator nutricional

c- Hemorragia crónica.

d- Perturbações da absorção do ferro.

e- Doenças infecciosas.

Resposta correcta b

20- A etiologia da anemia "tardia" do bebé prematuro:

a- Anemia hemolítica.

b-Anemia por deficiência de ferro.

c- anemia pós-hemorrágica.

d-Anemia plástica.

Anemia e-Hereditária.

Resposta correcta b

21- Qual das seguintes afirmações é falsa no estado de deficiência de ferro?

a- 9% das crianças com idades compreendidas entre os 12 e os 36 meses são deficientes em ferro.

b- O corpo de um recém-nascido de termo contém cerca de 0,5 g de ferro.

c- É necessário absorver cerca de 10 mg por dia.

d- Os bebés amamentados ao peito têm uma vantagem devido à facilidade de absorção do ferro.

e- O clampeamento tardio do cordão umbilical pode melhorar o estado do ferro.

Resposta correcta c

9% das crianças com idades compreendidas entre os 12 e os 36 meses são deficientes em ferro, e 30% deste grupo evoluíram para anemia por deficiência de ferro. É necessário absorver aproximadamente 1 mg por dia para manter um balanço positivo de ferro na infância. Uma vez que <10% do ferro alimentar é normalmente absorvido, é necessária uma ingestão diária de 8-10 mg de ferro para manter os níveis de ferro. Durante a infância, quando o crescimento é mais rápido, os cerca de 1 mg/L de ferro no leite bovino e materno dificultam a manutenção do ferro corporal. Os bebés alimentados com leite materno têm uma vantagem porque absorvem o ferro 2 a 3 vezes mais eficientemente do que os bebés alimentados com leite bovino. O risco mais elevado de deficiência de ferro encontra-se entre as adolescentes que estão ou estiveram grávidas; >30% destas raparigas têm anemia por deficiência de ferro. O corpo de um recém-nascido de termo contém cerca de 0,5 g de ferro, em comparação com 5 g de ferro nos adultos.

22-   As seguintes características não são verdadeiras na anemia por

deficiência de ferro

a-A palidez não é normalmente visível até a hemoglobina descer para

7-8 g/dl. b-Aumento compensatório dos níveis de 2,3-difosfoglicerato

(2,3-DPG).

c-Se o nível de hemoglobina cair para <10 g/dl, é frequente ouvir
sopros de fluxo sistólico.

d-A ingestão de substâncias que contêm chumbo resulta em
plumbismo concomitante.

e - À medida que a hemoglobina continua a descer, pode ocorrer uma
insuficiência cardíaca de alto débito.

Resposta correcta c

Quando o nível de hemoglobina desce para <5 g/dL, desenvolve-se
irritabilidade, anorexia e letargia, sendo frequente ouvir-se sopros de
fluxo sistólico. A pica pode resultar na ingestão de substâncias
contendo chumbo e resultar em plumbismo concomitante. Os efeitos
mais preocupantes em bebés e adolescentes são a diminuição das
funções intelectuais e motoras que podem ocorrer no início da
deficiência de ferro, antes do desenvolvimento da anemia. A palidez é
o sinal clínico mais importante da deficiência de ferro, mas
geralmente não é visível até que a hemoglobina desça para 7-8 g/dL.
Na deficiência de ferro ligeira a moderada (isto é, níveis de
hemoglobina de 6-10 g/dL), os mecanismos compensatórios,
incluindo o aumento dos níveis de 2,3-difosfoglicerato (2,3-DPG) e
uma deslocação da curva de dissociação do oxigénio, podem ser tão

eficazes que se notam poucos sintomas de anemia para além de uma ligeira irritabilidade.

23- Seleccione os alimentos dos quais o ferro é mais facilmente absorvido:

a-Carne

b-Frutos

c-Hortaliças

c-Cereais

e-Leite e produtos lácteos

Resposta correcta a

24- Clinicamente, a anemia por deficiência de ferro é diagnosticada por todos os seguintes factores, exceto

a-As primeiras alterações são o esgotamento das reservas de ferro dos tecidos.

b-Os níveis séricos de ferro diminuem e aumentam a transferrina sérica.

c - Aumento da largura da distribuição de hemácias e diminuição da contagem de hemácias.

d-Eliptocíticos ou eritrócitos em forma de charuto são frequentemente observados.

e-Os receptores de transferrina do soroTfR estão diminuídos.

Resposta correcta e

Os receptores da transferrina sérica (TfR) estão aumentados devido ao aumento da eritropoiese e à deficiência de ferro. Os níveis de ferro no soro diminuem, a capacidade de ligação do ferro no soro (transferrina sérica) aumenta e a saturação da transferrina desce abaixo do normal.

25- A capacidade total de ligação do ferro e a saturação da transferrina diminuem em

a-β-talassemia

b-Doença da hemoglobina E

c-Anemia por deficiência de ferro.

d- Anemia de doença crónica

e-Intoxicação por chumbo

Resposta correcta d

A anemia de doença crónica (ACD) ou inflamação pode ser secundária a infecções, doenças auto-imunes, insuficiência renal crónica ou doenças malignas. Caracteriza-se por uma ativação imunitária com um aumento das citocinas inflamatórias e consequente aumento dos níveis de hepcidina. Além disso, os níveis inadequados de eritropoietina ou a hiporesponsividade à eritropoietina e a redução da sobrevivência dos glóbulos vermelhos contribuem para a anemia. A hepcidina, sendo o regulador central do metabolismo do ferro, desempenha um papel fundamental na fisiopatologia da DCA.

26- Identifique a afirmação falsa sobre o tratamento da deficiência de ferro

a- nas primeiras 12-24 horas verifica-se uma diminuição da irritabilidade e um aumento do apetite.

b- Aparecimento de uma reticulocitose nas 48-96 horas seguintes à instituição do tratamento.

c-A hemoglobina começará então a aumentar 0,1-0,4 g/dL por

dia.

O d-ferro deve ser continuado durante 8 semanas após a normalização dos valores sanguíneos.

e-Quando a anemia responde mal ou não responde de todo à terapêutica com ferro, tente aumentar a dose de ferro.

Resposta correcta e

Quando a anemia responde mal ou não responde de todo à terapêutica com ferro, há várias considerações a ter em conta, incluindo outros diagnósticos que não a deficiência de ferro. Só deve ser utilizada quando a insuficiência cardíaca congestiva é iminente ou se a anemia for grave, com evidência de perda sanguínea contínua substancial. Se a anemia for ligeira, o único estudo adicional é a repetição do hemograma cerca de 4 semanas após o início da terapêutica. Nesta altura, a hemoglobina já aumentou pelo menos 12 g/dL e, frequentemente, normalizou. A medicação com ferro deve ser continuada durante 8 semanas após a normalização dos valores sanguíneos para restabelecer as reservas de ferro. Um bom acompanhamento é essencial para garantir a resposta ao tratamento.

A tabela abaixo representa a principal resposta à terapêutica com ferro

TIME AFTER IRON ADMINISTRATION	RESPONSE
12-24 hr	Replacement of intracellular iron enzymes; subjective improvement; decreased irritability; increased appetite
36-48 hr	Initial bone marrow response; erythroid hyperplasia
48-72 hr	Reticulocytosis, peaking at 5-7 days
4-30 days	Increase in hemoglobin level
1-3 mo	Repletion of stores

27- Todas as seguintes afirmações são verdadeiras sobre a anemia, exceto a- O sinal de hipóxia nos rins e no fígado resulta num aumento acentuado da produção de eritropoietina.

b- Os níveis de eritropoietina no plasma podem ser 1000 vezes superiores ao normal.

c- A anemia hemolítica apresenta frequentemente esplenomegalia.

d- A destruição extravascular dos glóbulos vermelhos resulta na fuga de hemoglobina para a circulação.

e- A haptoglobina está frequentemente aumentada no plasma dos doentes.

Resposta correcta e

Lactato desidrogenase, cujos níveis aumentam acima do normal em proporção à taxa de hemólise. Deve-se lembrar, no entanto, que níveis ainda mais altos de LDH são observados em condições como a anemia megaloblástica, que está associada a uma eritropoiese grave e ineficaz. A hemoglobina livre no plasma liga-se com alta afinidade e especificidade à haptoglobina, uma proteína plasmática abundante, formando um complexo hemoglobina-haptoglobina que é rapidamente eliminado da circulação. Como resultado, a haptoglobina está muitas vezes completamente ausente do plasma de doentes com graus significativos de hemólise.

27-   Qual dos seguintes testes laboratoriais seria menos informativo para estabelecer a presença de eritropoiese ineficaz num doente com anemia?

a-Nível sérico de lactato desidrogenase.

b- Nível de bilirrubina sérica.

c-Contagem de reticulócitos.

d- Nível sérico de eritropoietina.

e- Exame da medula óssea.

Resposta correcta d

A eritropoiese ineficaz ocorre na talassemia, na vitamina B12 e na anemia disertropoiética congénita.

28- Qual das seguintes combinações de valores de testes laboratoriais melhor apoia o diagnóstico de hemólise?

a- Desidrogenase láctica baixa, bilirrubina não conjugada alta, haptoglobina baixa.

b- Desidrogenase láctica baixa, bilirrubina não conjugada alta, haptoglobina alta. e-Alta desidrogenase láctica, bilirrubina não conjugada alta, haptoglobina baixa.

d-Alta desidrogenase láctica, alta bilirrubina conjugada, baixa haptoglobina.

e - Desidrogenase láctica elevada, bilirrubina conjugada elevada, haptoglobina elevada.

Resposta correcta c

29- quais são os mecanismos compensatórios eficazes para o défice de massa de glóbulos vermelhos nos doentes anémicos?

a- Aumento do débito cardíaco em repouso.

b-Aumento do nível de 2,3-difosfoglicerato nos glóbulos vermelhos .

c- Aumento do nível de trifosfato de adenosina nos glóbulos vermelhos .

d-Aumento do nível plasmático de eritropoietina.

e- Aumento da tensão arterial de oxigénio (pO2).

Resposta correcta b

Em doentes com anemia e níveis elevados de 2,3-DPG nos glóbulos vermelhos, a menor afinidade do sangue pelo oxigénio permite que uma fração muito maior do oxigénio (cerca de 45%) seja descarregada. Esta é uma forma extremamente importante de os doentes anémicos compensarem o seu grande défice de massa de glóbulos vermelhos.

30- Uma mulher de 9 anos de idade apresenta-se na consulta externa de hematologia com diagnóstico de anemia por deficiência de ferro há três meses, tendo recebido ferro desde essa altura sem qualquer resposta, e com história de menarca iniciada há cerca de 18 meses. Ao exame, é obesa e a sua altura está no percentil 3rd , com palidez e hiperpigmentação na nuca e estágio de bronzeado na quarta classe. Quais são os diagnósticos mais prováveis desta doente?

a-Anemia por deficiência de ferro refractária.

b-Anemia combinada por deficiência de folato e ferro.

c-Anemia combinada por deficiência de vitamina B12 e de ferro.

d- Hiperplasia suprarrenal congénita combinada e anemia por deficiência de ferro.

e- Doença celíaca combinada e anemia por deficiência de ferro.

Resposta correcta d

Hiperplasia suprarrenal congénita não diagnosticada com menstruações precoces com características sexuais secundárias que levam ao fracasso do tratamento da anemia por deficiência de ferro. A doença celíaca geralmente leva à perda de peso e não à obesidade.

31- Qual é a proteína que desempenha o papel mais central na patogénese da anemia associada à inflamação?

a-Transferrina.

b- Ferroportina.

c-Haptoglopina.

proteína d-C reactiva

e- Hepcidina.

Resposta correcta e

A hepcidina é uma hormona peptídica reguladora do ferro produzida no fígado. Controla o transporte de ferro para o plasma sanguíneo a partir das células intestinais que absorvem ferro, dos macrófagos que reciclam os eritrócitos e dos hepatócitos que armazenam ferro. A hepcidina actua ligando-se e inactivando o único exportador celular de ferro, a ferroportina, que fornece ferro ao plasma a partir de todas as células transportadoras de ferro.

32- Quais são os achados mais indicativos de anemia de doença crónica (ACD)?

a-Diminuição do ferro sérico, transferrina elevada, nível de ferritina elevado.

b- Diminuição do ferro sérico, baixa transferrina, baixo nível de ferritina.
c- Diminuição do ferro sérico, transferrina baixa, nível de ferritina alto. d-Diminuição do ferro sérico, transferrina alta, nível de ferritina baixo. e-Aumento do ferro sérico, transferrina alta, nível de ferritina baixo.

Resposta correcta c

STUDY	IRON DEFICIENCY ANEMIA	α OR β THALASSEMIA	ANEMIA OF CHRONIC DISEASE
Hemoglobin	Decreased	Decreased	Decreased
MCV	Decreased	Decreased	Normal-decreased
RDW	Increased	Normal	Normal-increased
RBC	Decreased	Normal-increased	Normal-decreased
Serum ferritin	Decreased	Normal	Increased
Total Fe binding capacity	Increased	Normal	Decreased
Transferrin saturation	Decreased	Normal	Decreased
FEP	Increased	Normal	Increased
Transferrin receptor	Increased	Normal	Increased
Reticulocyte hemoglobin concentration	Decreased	Normal	Normal-decreased

34-   Qual das seguintes situações é observada na deficiência de ferro? a-Transferrina elevada.

b-Baixo nível de protoporfirina.

c-VCM elevado.

d-Aumento dos níveis séricos de hepcidina.

e-Baixa saturação de transferrina.

Resposta correcta a

A capacidade de ligação do ferro é uma medida da quantidade de transferrina no sangue circulante. Normalmente, a transferrina está cerca de 1/3 saturada com ferro. Na deficiência de ferro, a TIBC e a UIBC estão aumentadas e a saturação da transferrina está

diminuída para menos de 15%. Os níveis de protofirina nos
glóbulos vermelhos estão aumentados na deficiência de ferro. Os
níveis de hepicidina estão aumentados na anemia de doença
crónica e diminuem na deficiência de ferro.

bibliografia

I. Lanzkowsky P. Anemia por deficiência de ferro.
InLanzkowsky's Manual of Pediatric Hematology and
Oncology 2016 Jan 1 (pp. 69-83). Imprensa académica.

II. Orkin SH, Nathan DG, Ginsburg D, Look AT, Fisher DE, Lux
S. Nathan and Oski's hematology of infancy and childhood e-
book. Elsevier Health Sciences; 2008 Dez 16.

III. Nazari M, Mohammadnejad E, Dalvand S, Gheshlagh RG.
Prevalência de anemia por deficiência de ferro em crianças
iranianas com menos de 6 anos de idade: uma revisão
sistemática e meta-análise. Jornal de medicina do sangue.
2019;10:111.

IV. Irwin J, Kirchner JT. Anemia em crianças. Médico de família
americano. 2001 Oct 15;64(8(sad)1379.

V. Lim JY. Anemia por deficiência de ferro em bebés e crianças
pequenas. Clinical Pediatric Hematology-Oncology. 2014 Oct
30;21(2(sad)47-51.

VI. Algarin C, Nelson CA, Peirano P, Westerlund A, Reyes S,
Lozoff B. Iron- deficiency anemia in infancy and poorer
cognitive inhibitory control at age 10 years. Developmental
Medicine & Child Neurology. 2013 May;55(5(sad)453-8.

VII. Nazari M, Mohammadnejad E, Dalvand S, Gheshlagh RG.
Prevalência de anemia por deficiência de ferro em crianças
iranianas com menos de 6 anos de idade: uma revisão
sistemática e meta-análise. Jornal de medicina do sangue.
2019;10:111.

<u>**Anemia megaloblástica**</u>

1- A deficiência de cobalamina e a anemia megaloblástica são caracterizadas por todas as seguintes características, exceto

a-A presença de megaloblastos na medula óssea e de macrócitos no sangue.

b-As deficiências de tiamina podem estar relacionadas com a

anemia megaloblástica.

c-IF-Cbl Complex Transporte através das células ileais na

presença de iões de cálcio. d-Transcobalamina II transporta a Cbl

recém absorvida para todo o corpo.

e- A deficiência infantil de Cbl é normalmente devida a uma deficiência alimentar da refeição do bebé.

Resposta correcta e

A causa mais comum de deficiência de Cbl em bebés é a deficiência alimentar da mãe. O pH ácido e a atividade péptica são necessários para libertar a cobalamina do estado ligado à proteína em que se encontra nos alimentos. A absorção deficiente ocorre quando a função gástrica está comprometida, por exemplo, gastrite atrófica, gastrectomia parcial, resultando numa cobalamina sérica baixa, num ligeiro aumento do ácido metilmalónico e da homocisteína, e num teste de Schilling normal. As deficiências de ácido ascórbico, tocoferol e tiamina podem estar relacionadas com a anemia megaloblástica.

2- Os doentes com FI (fator intrínseco) ausente ou defeituoso apresentam todas as seguintes características, exceto

a- Tem níveis baixos de B12 no soro e anemia megaloblástica.

b-Esta doença autossómica recessiva.

c-Usualmente aparece na adolescência ou na idade adulta.

d- Alguns têm IF que pode ser detectada imunologicamente, mas não tem função.

e- O gene para a IF humana localiza-se no cromossoma 11.

Resposta correcta c

Normalmente aparece no início do segundo ano de vida, mas pode ser adiada até à adolescência ou à idade adulta. Os doentes com IF ausente ou defeituoso (também conhecido como
S -binder) é uma doença autossómica recessiva. Alguns doentes não têm IF detetável, enquanto outros têm IF que pode ser detectada imunologicamente mas que não tem função.

A Síndrome de S-Imerslund-Gra" sbeck inclui todas as seguintes situações, exceto

a- Deve-se a uma falha ou ausência de IF.

b- Nestes doentes, a morfologia do intestino ileal é normal.

c- Em alguns casos, o recetor ileal do complexo IF-cobalamina está ausente, enquanto noutros doentes está presente.

d- É uma doença autossómica recessiva associada a um baixo nível sérico de B12.

e- O locus para a síndrome de Imerslund-Gra "sbeck no cromossoma 10.

Resposta correcta a

Deve-se a um defeito seletivo na absorção de cobalamina no íleo que não é corrigido pelo tratamento com FI. Transporte defeituoso de cobalamina pelos receptores dos enterócitos ileais para o complexo fator intrínseco-cobalamina (síndrome de Imerslund-Gra" sbeck). Em alguns casos, o recetor ileal para o complexo IF-cobalamina está ausente, enquanto noutros doentes está presente. A síndrome de Imerslund-Gra "sbeck apresenta-se habitualmente com palidez, fraqueza, anorexia, atraso no crescimento, atraso no desenvolvimento, infecções recorrentes e sintomas gastrointestinais nos primeiros 2 anos de vida, mas tem sido descrita até aos 15 anos de idade. Em muitos doentes, verifica-se proteinúria do tipo tubular que não é corrigida pela cobalamina sistémica. Nestes doentes, o nível de IF gástrico é normal, não têm anticorpos para IF e a morfologia intestinal ileal é normal.

4- A deficiência de transcobalamina II inclui todas as seguintes situações, exceto a-TC II é o principal sistema proteico de transporte da cobalamina.

b-O gene TC II está localizado no cromossoma 22.

c-Apresenta-se clinicamente às 3-5 semanas de idade.

d- Doença neurológica que aparece 3-6 meses após o início dos sintomas.

e-Os níveis de cobalamina no soro estão no nível mais baixo ou ausentes.

Resposta correcta e

Ocorre anemia megaloblástica grave. Alguns apresentam pancitopenia progressiva ou hipoplasia eritroide isolada. Pode ocorrer uma função deficiente dos granulócitos. Os níveis séricos de cobalamina são normais (a maior parte da cobalamina no soro está ligada à transcobalamina I (TC I)).

5- A deficiência de folato inclui todas as seguintes situações, exceto

a- Forma poliglutamatada hidrolisada pela conjugase no fígado em monoglutamatos.

b- Os monoglutamatos de folato são absorvidos no duodeno.

c-O 5-metiltetrahidrofolato representa a principal forma de folato em circulação.

d- A dose dietética recomendada é de 300pg/dia entre 1 ano e 18 anos de idade.

O suplemento de e-Folato é necessário nas primeiras semanas de vida.

Resposta correcta a

O folato alimentar apresenta-se sob a forma de poliglutamato, que tem de ser hidrolisado pela conjugase na borda em escova do intestino para formar monoglutamatos de folato. Os monoglutamatos de folato são absorvidos no duodeno e na parte superior do intestino delgado. Os monoglutamatos de folato são transportados para o fígado, transformando-se em 5-metiltetrahidrofolato, a principal forma de folato em circulação. A dose alimentar recomendada de folato aumenta de 150 para 400 pg/dia entre 1 ano e 18 anos de idade. Crescimento rápido nas primeiras semanas de vida. Nesta altura, é necessário tomar um suplemento de folato, em doses de 0,05-0,2 mg por dia, sobretudo nos bebés prematuros. A baixa ingestão diária de folato está associada a um risco duas vezes maior de parto prematuro e de baixo peso à nascença.

6- A malabsorção hereditária de folato inclui todas as seguintes situações, exceto

a-É devido a uma caraterística autossómica recessiva rara.

b- Associada a uma excreção elevada de formiminoglutamato e de ácido orótico.

c- O folato no líquido cefalorraquidiano permanece baixo mesmo com folato sérico normal.

d- As dietas especiais para a fenilcetonúria estão associadas à deficiência de folato.

e- Esta perturbação ocorre geralmente após o primeiro ano.

Resposta correcta e

Esta doença manifesta-se nos primeiros meses de vida e é caracterizada por anemia megaloblástica associada a níveis baixos de folato no soro, nos glóbulos vermelhos e no líquido cefalorraquidiano, bem como por diarreia crónica ou recorrente, úlceras na boca, atraso no crescimento e, normalmente, perda de etapas do desenvolvimento, convulsões e deterioração neurológica progressiva. Dietas especiais para fenilcetonúria ou doença da urina do xarope de ácer associada a deficiência de folato

7- A deficiência de metilenotetrahidrofolato redutase inclui todas as seguintes situações, exceto

a- Resulta em homocisteína plasmática elevada e homocistinúria.

b- Esta doença pode apresentar-se de forma grave na primeira infância.

c- Atraso no desenvolvimento, que é a manifestação clínica mais comum.

d- O prognóstico é bom na deficiência grave de MTHFR de início precoce.

e- A deficiência de MTHFR pode ser diagnosticada através da medição da atividade enzimática no fígado.

Resposta correcta d

O prognóstico é mau na deficiência grave de MTHFR de início precoce. A deficiência de MTHFR é resistente ao tratamento. Os regimes incluem ácido fólico, metiltetrahidrofolato, metionina, piridoxina, várias cobalaminas, carnitina e betaína. Resulta em homocisteína e homocistinúria plasmáticas elevadas e níveis plasmáticos de metionina diminuídos. Esta doença pode apresentar-se de forma grave na primeira infância (primeiro mês de vida) ou de forma muito mais ligeira a partir dos 16 anos de idade. Os sintomas clínicos variam e consistem em atraso no desenvolvimento, que é a manifestação clínica mais comum, hipotonia, anomalias motoras e da marcha, acidentes vasculares cerebrais recorrentes, convulsões, atraso mental, manifestações psiquiátricas e microcefalia. A deficiência de MTHFR pode ser diagnosticada através da medição da atividade enzimática no fígado, nos glóbulos brancos e nos fibroblastos em cultura.

8- A anemia responsiva à tiamina na síndrome de Wolfram inclui todas as afirmações verdadeiras, exceto:

a-As mutações num gene do cromossoma 1q23.

b-Apresentação de anemia megaloblástica e anemia sideroblástica.

d-Acompanha-se de atrofia ótica e surdez.

e- A anemia responde à terapêutica com tiamina e corrige as alterações megaloblásticas.

Resposta correcta e

Tratamento: A anemia responde a 100 mg de tiamina por dia, mas as alterações megaloblásticas persistem. As necessidades de insulina diminuem com o tratamento. Trata-se de uma doença autossómica recessiva rara do transporte de tiamina, possivelmente com atividade deficiente da tiamina pirofosfoquinase, devida a mutações num gene do cromossoma 1q23. Podem estar presentes anemia megaloblástica e anemia sideroblástica com sideroblastos em anel. Estão presentes neutropenia e trombocitopenia. Anemia responsiva à tiamina na síndrome de DIDMOAD (Wolfram): É acompanhada por diabetes insípida (DI), diabetes mellitus (DM), atrofia ótica (OA) e surdez (D).

9- As manifestações clínicas da deficiência de cobalamina e folato incluem todas as seguintes, exceto

a- Os bebés com deficiência de vitamina B12 podem apresentar movimentos atetóides. b- Pode ocorrer um aumento do risco de trombose vascular devido à hiper-homocisteinemia.

c- O aumento dos níveis de ácido metilmalónico e de homocisteína reflecte uma deficiência grave.

d- Pode apresentar-se com língua vermelha e dorida, glossite e diarreia.

e- Se estiver associado a talassemia, pode ter um VCM normal ou baixo.

Resposta correcta c

A elevação dos níveis de ácido metilmalónico e de homocisteína reflecte uma carência funcional de cobalamina e/ou folato nos tecidos, mesmo quando os níveis plasmáticos de vitaminas se encontram no nível inferior do normal.

10-   O diagnóstico de deficiência de cobalamina e folato inclui todos os seguintes aspectos, exceto

a- A contagem absoluta de reticulócitos diminui ligeiramente.

b- A hipersegmentação dos neutrófilos é diagnóstica e não ocorre noutras condições.

c- Níveis séricos de folato inferiores a 3 ng/ml indicam um nível baixo.

d- A homocisteína aumenta tanto na deficiência de folato como na de vitamina B12

e- O teste de supressão da desoxiuridina permite distinguir entre deficiências de folato e de cobalamina.

Resposta correcta b

Os neutrófilos apresentam hipersegmentação, ou seja, núcleos com mais de cinco lóbulos e pelo menos 45% dos neutrófilos têm cinco lóbulos. A hipersegmentação também ocorre como uma condição hereditária benigna, em doentes que recebem quimioterapia ou esteróides e, raramente, na mielofibrose e na leucemia mieloide crónica. A homocisteína aumenta tanto na deficiência de folato como na de vitamina B12 e a sua inespecificidade limita o seu valor diagnóstico, mas um resultado normal ajuda a excluir a deficiência clínica. O ácido metilmalónico aumenta no soro e na urina na deficiência de cobalamina, mas não na deficiência de folato, pelo que é um teste mais específico para a deficiência de cobalamina.

11- Qual das seguintes afirmações é verdadeira na anemia megaloblástica?

a- A proteinúria persistente é uma caraterística da malabsorção ileal específica da vitamina B12

b- Poderá ser necessário tomar suplementos de potássio com doses

de cianocobalamina. c-Dependendo da causa, a deficiência de

vitamina B12 pode requerer uma vida inteira de .

d- A deficiência de trans-cobalamina II responde apenas a grandes quantidades de vitamina B12 .

e- Os reticulócitos começam a aumentar nos 7 a 10 dias.

Resposta correcta e

Na anemia megaloblástica responsiva à vitamina B12, os reticulócitos começam a aumentar no terceiro ou quarto dia, atingem um máximo no sexto a oitavo dia e caem gradualmente para o normal por volta do vigésimo dia. O início da reversão da medula óssea de células megaloblásticas para células normoblásticas ocorre dentro de 6 h e está completo em 72 h. O nível de alerta e a capacidade de resposta melhoram dentro de 48 h e os atrasos no desenvolvimento podem recuperar em vários meses em bebés pequenos. No entanto, ocorrem frequentemente sequelas neurológicas permanentes. A utilização de ácido fólico oral está contra-indicada na deficiência de vitamina B12, uma vez que não tem qualquer efeito nas manifestações neurológicas e pode precipitar ou acelerar o seu desenvolvimento, apesar de poder ocorrer uma resposta hematológica imediata com o ácido fólico.

12- O tratamento da deficiência de ácido fólico inclui todas as seguintes afirmações verdadeiras, exceto a-Antes da administração de ácido fólico, deve ser excluída a deficiência de vitamina B12.

b-Não há necessidade de manter o ácido fólico durante toda a vida na doença celíaca.

c- Não é necessário continuar a tomar ácido fólico na anemia hemolítica crónica vitalícia. d-O apetite melhora e a sensação de bem-estar regressa em 1-2 dias.

e- Os níveis de hemoglobina voltam ao normal em 2-6 semanas.

Resposta correcta C

Verifica-se uma diminuição do ferro sérico (frequentemente para níveis baixos, uma vez que ocorre uma hematopoiese acelerada com o tratamento com ácido fólico) em 24-48 horas e um aumento dos reticulócitos em 2-4 dias, atingindo um pico em 4-7 dias. Segue-se um retorno dos níveis de hemoglobina ao normal em 2-6 semanas. Os leucócitos e as plaquetas aumentam e as alterações megaloblásticas na medula óssea diminuem em 24-48 h. No entanto, podem estar presentes mielócitos grandes, metamielócitos e formas em banda durante vários dias.

13- A anemia megaloblástica é uma anemia macrocítica caracterizada por todas as seguintes características, exceto

a- eritropoiese ineficaz

b- Geralmente há uma trombocitopenia e leucopenia associadas.

c-Neutrófilos são carateristicamente hipersegmentados, com muitos tendo mais de 5 lóbulos.

As deficiências de d-Folato e vitamina B_{12} resultam em ARN defeituoso e, em menor grau, em ADN.

e- Pode ser causada por erros inatos do metabolismo.

Resposta correcta d

As deficiências de folato e de vitamina B12 resultam numa síntese defeituosa de ADN e, em menor grau, de ARN e de proteínas. Os precursores mielóides e plaquetários também são afectados, estando frequentemente presentes na medula óssea metamielócitos gigantes e bandas de neutrófilos.

14- O ácido fólico inclui todas as seguintes afirmações verdadeiras, exceto:

Fontes dietéticas de a-Folato, incluindo vegetais verdes, frutas e órgãos animais.

b- A fervura ou o aquecimento de fontes de folato leva à diminuição das quantidades de vitamina.

c- O folato alimentar é absorvido principalmente no intestino delgado proximal.

d- O ácido fólico é reduzido pela dihidrofolato redutase a tetrahidrofolato.

e- A anemia megaloblástica ocorrerá após 4-6 meses com uma dieta sem folatos.

Resposta correcta e

Como as reservas corporais de folato são limitadas, a anemia megaloblástica ocorrerá após 2-3 meses de uma dieta sem folato. O ácido fólico, ou ácido pteroilglutâmico, consiste em ácido pteróico conjugado com ácido glutâmico. Fontes alimentares de folato, incluindo vegetais verdes, frutos e órgãos animais (por exemplo, fígado, rim). Os folatos são lábeis ao calor e solúveis em água e, consequentemente, a fervura ou o aquecimento das fontes de folatos conduz a uma diminuição das quantidades de vitamina.

Uma vez que as reservas corporais de folato são limitadas,
ocorrerá anemia megaloblástica após 4-6 meses de uma dieta sem
folatos.

15- A deficiência de ácido fólico pode ocorrer como
consequência das seguintes situações, exceto

a- Leite de cabra e leite em pó.

b- Medicamentos anticonvulsivos .

c- Pirimetamina.

d-Metotrexato.

e- Aspirina.

Resposta correcta e

Embora a deficiência de metilenotetrahidrofolato (MTHFR) seja o
erro inato mais comum do metabolismo do folato, os casos graves
produzem uma série de complicações neurológicas e vasculares,
mas estas não estão associadas à anemia megaloblástica. O leite de
cabra é deficiente, e o leite em pó também pode ser uma fonte
pobre de ácido fólico. Os fármacos anticonvulsivos (p. ex.,
fenitoína, primidona, fenobarbital) podem prejudicar a absorção
do ácido fólico. Vários fármacos têm como principal efeito
farmacológico a atividade antiácido fólico e produzem
regularmente anemia megaloblástica. O metotrexato liga-se à
dihidrofolato redutase e impede a formação de tetrahidrofolato, a
forma ativa do folato. A pirimetamina, utilizada no tratamento da
toxoplasmose, e o trimetoprim, utilizado no tratamento de várias
infecções, podem induzir uma deficiência de ácido fólico e,
ocasionalmente, uma anemia megaloblástica. A terapêutica com
ácido folínico (5-formiltetrahidrofolato) é geralmente benéfica.

16- As características relacionadas com a deficiência de folato

incluem todas as seguintes, exceto a- A anemia por deficiência de folato é um pouco mais tardia do que a anemia por deficiência de ferro.

b- Pode ocorrer irritabilidade, diarreia crónica e fraco aumento de peso.

C-Hemorragias por trombocitopenia podem ocorrer em casos avançados.

d- Os defeitos congénitos do folato podem estar associados a hipogamaglobinemia.

e- Podem ocorrer anomalias neurológicas e atrasos cognitivos.

Resposta correcta a

A anemia megaloblástica devida à deficiência de folato tem o seu pico de incidência aos 4-7 meses de idade, um pouco mais cedo do que a anemia por deficiência de ferro.

17-   Os achados laboratoriais da deficiência de folato incluem todos os seguintes, exceto a- A anemia é macrocítica (volume corpuscular médio >100 fL).

b- A contagem de reticulócitos é normal com outros elementos sanguíneos normais.

c- Os níveis de folato nas hemácias são um melhor indicador de deficiência crónica.

d- A atividade sérica da lactato desidrogenase está acentuadamente elevada.

e- Os metamielócitos gigantes da medula óssea podem estar presentes.

Resposta correcta b

A anemia é macrocítica (volume corpuscular médio >100 fL). A contagem de reticulócitos é baixa, e hemácias nucleadas demonstrando morfologia megaloblástica são vistas com frequência no sangue. Raramente pode haver neutropenia e trombocitopenia, especialmente em pacientes com deficiências graves e de longa data. Os neutrófilos são grandes, alguns com núcleos hipersegmentados. Os níveis normais de ácido fólico no soro são 520 ng/mL; em caso de deficiência, os níveis são <3 ng/mL. Os níveis de folato nas hemácias são um melhor indicador de deficiência crónica. O nível normal de folato nas hemácias é de 150 a 600 ng/mL de concentrado de células. Os níveis de ferro e de vitamina B_{12} no soro são normais ou elevados. A atividade da lactato desidrogenase (LDH), um marcador de eritropoiese ineficaz, está muito elevada. A medula óssea é hipercelular devido à hiperplasia eritroide, e as alterações megaloblásticas são proeminentes. Também são observadas formas neutrofílicas grandes e anormais (metamielócitos gigantes) com vacuolização citoplasmática.

18-   As características relacionadas com a deficiência de folato incluem todas as seguintes, exceto a-Tratamento com ácido fólico administrado por via oral ou parentérica a 0,5-1,0 mg/dia.

b-Doses mais pequenas de folato (1 mg/dia) podem ser utilizadas durante 1 semana como teste de diagnóstico.

c- A terapêutica com ácido fólico (0,5-1,0 mg/dia) deve ser continuada durante 3-4 semanas.

d- A terapêutica de manutenção com um multivitamínico (contendo 0,2 mg de folato) é adequada.

e- Pode ser necessário tomar doses muito elevadas de folato nos casos de má absorção hereditária de folato.

Resposta correcta b

Se o diagnóstico específico for duvidoso, doses menores de folato (0,1 mg/dia) podem ser usadas durante uma semana como teste diagnóstico, porque se pode esperar uma resposta hematológica em 72 horas. Doses de folato superiores a 0,1 mg podem corrigir a anemia da deficiência de vitamina B12, mas podem agravar as anomalias neurológicas associadas. A terapia com ácido fólico (0,5-1,0 mg/dia) deve ser continuada por 34 semanas até que ocorra uma resposta hematológica definitiva. As transfusões são indicadas apenas quando a anemia é grave ou a criança está muito doente.

20-Uma mulher de 2 anos de idade vai a uma consulta externa, a sua mãe informa que tem estado a dar-lhe leite de cabra cru em vez de leite de vaca nos últimos 6 meses. Está afebril e pálida, mas os restantes resultados do seu exame físico são normais. Dos seguintes valores laboratoriais, é mais provável que esta doente tenha

a- Hemoglobina: 9,2 g/dL (92 g/L) Volume corpuscular médio: (66 fL)

b- Hemoglobina: 9,1 g/dL (91 g/L) Volume corpuscular médio: 105 µm3 (106 fL)

c- Hemoglobina: 9 g/dL (90 g/L) Volume Corpuscular Médio: (84 fL)

d- Hemoglobina: 12 g/dL (120 g/L) Volume Corpuscular Médio: (85 fL)

e- Hemoglobina: 12 g/dL (120 g/dL) Volume corpuscular médio: (86 fL)

Resposta correcta b

Tanto a deficiência de folato como a de vitamina B12 podem causar anemia megaloblástica, que é uma anemia macrocítica frequentemente associada a leucopenia e trombocitopenia. As alterações megaloblásticas da medula óssea são causadas por uma eritropoese ineficaz que afecta os precursores eritróides, mieloides e plaquetários. Os precursores eritróides anormais são mais propensos à apoptose. Os precursores mieloides anormais na medula óssea levam à hipersegmentação dos neutrófilos, definida como um ou mais neutrófilos com 6 lóbulos ou cinco ou mais neutrófilos com 5 lóbulos por cada 100 neutrófilos.

21- Uma criança de 13 meses de idade apresenta uma proteinúria com anemia macrocítica grave que não atinge a faixa nefrótica. Os seus níveis de vitamina B12 são baixos. O diagnóstico:

a-Doença de Imerslund-Grasbeck

Deficiência de b-Tiamina

c-Síndrome do diamante negro

Síndrome d-Pearson

Deficiência de e-Riboflavina.

Resposta correcta a

Trata-se de uma anemia megaloblástica autossómica recessiva associada a proteinúria, devido a uma falha hereditária no transporte do complexo IF-Cbl pelo íleo. Ocorre normalmente em crianças com menos de 2 anos de idade.

23-   O indicador específico mais precoce da deficiência de folato é:

a-Nível sérico de folato

b-Nível de folato nas células vermelhas

c-Anemia

d-Nível elevado de homocisteína.

Nível de folato e-CSF.

Resposta correcta a

O indicador específico mais precoce da deficiência de folatos é um nível baixo de folatos no soro ou no plasma. O aumento do nível de homocisteína pode preceder o declínio do nível de folato plasmático, mas também pode estar elevado noutras condições, pelo que não é específico da deficiência de folato.

24- Uma senhora de dez anos de idade apresentou-se com mal-estar generalizado e um aspeto pouco saudável. As investigações revelaram pancitopenia com reticulócitos de 1% e um quadro sanguíneo macrocítico. VCM-127 Fl. Não há hepatoesplenomegalia ou linfadenopatia. Quais são os diagnósticos mais prováveis?

a-Anemia plástica

b-Doença hepática

c- Deficiência de vitamina B12.

d-Hipotiroidismo

e-Acidúrias oróticas

Resposta correcta c

O hipotiroidismo não causa pancitopenia. Todas as outras doenças podem causar anemia macrocítica, mas o VCM raramente excede 110 fL. Assim, o diagnóstico mais provável é anemia megaloblástica.

25- A anemia megaloblástica deve ser tratada com ácido fólico e vitamina B12, porque:

a- É normalmente causada por uma deficiência combinada de ambas as vitaminas.

b- Tanto o ácido fólico como a vitamina B12 têm um efeito sinérgico.

c- O ácido fólico, por si só, conduz a uma deficiência secundária de vitamina B12.

d- O ácido fólico isolado provoca uma melhoria dos sintomas hematológicos mas um agravamento dos sintomas neurológicos.

A e-Vitamina B12 melhora a absorção de folato pelo intestino.

Resposta correcta d

O ácido fólico, por si só, provoca uma melhoria dos sintomas hematológicos mas um agravamento dos sintomas neurológicos, pelo que é contra-indicada a administração de folato sem uma investigação completa para detetar a deficiência de vitamina B12.

26- Quais são os sinais neurológicos mais precoces da anemia megaloblástica?

a-Neuralgia do trigémeo

b-Perda de sentido de posição.

c-Perda do sentido da dor.

c-Disdiadococinesia.

d- Perda do sentido do calor

Resposta correcta b

A perda do sentido de posição no 2º dedo do pé é o sinal neurológico mais precoce da anemia megaloblástica neurológica.

27- A deficiência de B12 é caracterizada por todas as seguintes situações, exceto:

a-Cheilite angular

b-Glossite

c-Deficiência cognitiva

d-Jaundice

e-Pallor.

Resposta correcta a

As características físicas da anemia por deficiência de ferro incluem glossite, estomatite e queilite angular. Características físicas da deficiência de cobalamina - Palidez, iterícia ligeira e glossite.

28- A anemia macrocítica é observada em todas as seguintes
condições, exceto: a-hipotiroidismo congénito.

b- Perda de sangue aguda.

c- Anemia hemolítica.

d-B 12 deficiência.

e- Anemia aplástica.

Resposta correcta b

Na deficiência de vitamina B12 e de folato, a anemia é macrocítica.
Na anemia hemolítica, devido à sua natureza crónica, a medula óssea
está esgotada em folato, pelo que a anemia é macrocítica. Na perda de
sangue, a anemia é geralmente normocítica normocrómica e a Hb é
baixa devido ao aumento do volume plasmático.

29- Qual das seguintes condições está associada à anemia perniciosa?

a-Gastrectomia.

b-Ressecção ileal

c-Anticorpos anti-tiroideus

d-Artrite reumatoide juvenil

e-Malabsorção

Resposta correcta C

As anemias perniciosas são inesperadamente frequentes em doentes
com outras doenças auto-imunes, incluindo doenças auto-imunes da
tiroide (tirotoxicose, tiroidite de Hashimoto e hipotiroidismo),
diabetes mellitus de tipo I, doença de Addison, hipoparatiroidismo.

30- Quais das seguintes vitaminas estão verdadeiramente associadas
a estes sintomas?

a- A carência de vitamina C pode provocar tromboses.

b-A vitamina K só é importante na síntese de procoagulantes

c-A deficiência de vitamina E leva a uma diminuição da formação de coágulos.

A deficiência de vitamina B12 é rara em bebés.

O ácido e-fólico (vitamina B 9) não tem qualquer papel na produção de sangue.

Resposta correcta d

A deficiência de vitamina C (escorbuto) prejudica a síntese de colagénio e pode levar a hemorragias nas mucosas, hematomas fáceis e má cicatrização de feridas. A vitamina K é necessária para a produção de proteínas pró-coagulantes e anticoagulantes. A deficiência de vitamina E tem sido associada à hipercoagulabilidade em bebés. A deficiência de vitamina B12 ocorre raramente em bebés, mas pode surgir em bebés amamentados exclusivamente por mães veganas. O folato é necessário para as células que se dividem rapidamente, pelo que é frequentemente suplementado nas anemias hemolíticas.

31- A deficiência de vitamina B12 inclui todas as seguintes situações, exceto

a-Vitamina B_{12} leva à metilação da homocisteína em metionina.

b- A vitamina B12 é necessária para a produção de tetrahidrofolato.

c- As crianças têm reservas suficientes de vitamina B12 nos últimos 7 a 9 meses.

d-Os bebés nascidos de mães com sinais clínicos de baixo teor de vitamina B12 que se manifestam nos primeiros 6-18 meses de vida.

e- A cobalamina é libertada das proteínas alimentares no estômago a um pH baixo.

Resposta correcta C

Em contraste com a situação das reservas de folato, as crianças mais

velhas e os adultos têm reservas suficientes de vitamina B_{12} para durar
3-5 anos. A vitamina B12 é necessária para a produção de
tetrahidrofolato, que é importante na síntese de ADN. Em bebés
nascidos de mães com baixos níveis de vitamina B12, os sinais clínicos
de deficiência de cobalamina podem tornar-se evidentes nos primeiros
6-18 meses de vida. Em circunstâncias normais, a cobalamina é
libertada das proteínas alimentares no estômago através da digestão
péptica a um pH baixo. Liga-se então à proteína R, uma glicoproteína
presente no suco gástrico e na saliva. Quando este complexo passa
para o duodeno, o ligante R é digerido pelas proteases pancreáticas e a
cobalamina é libertada. Esta é então absorvida pelo fator intrínseco
(FI), uma proteína produzida pelas células parietais gástricas.

32- O principal local de absorção da vitamina B12 é

a-Estômago.

b-Duodeno.

c-Jejuno.

d-Ílio.

e-Cecum.

Resposta correcta d

O complexo cobalamina-IF é subsequentemente absorvido pelas
células da mucosa do íleo, onde a cobalamina é finalmente libertada.
É então ligada à proteína de transporte transcobalamina (TC)-II.
Aparece na circulação portal após 3-5 horas, principalmente ligada à
TC-II, que a transporta para o fígado, medula óssea e outros locais de
armazenamento de tecidos.

33-   As crianças com deficiência de cobalamina apresentam
frequentemente todos os seguintes sintomas, exceto

a- Os achados comuns incluem palidez, glossite e iterícia.

b- Os sintomas neurológicos incluem parestesias, défices sensoriais e
hipotonia.

c- Os sintomas neurológicos não podem ocorrer na ausência de anomalias hematológicas.

d- As manifestações hematológicas da deficiência de folato e de cobalamina são idênticas.

e- As concentrações de ácido metilmalónico e homocisteína estão elevadas.

Resposta correcta c

Podem ocorrer problemas neurológicos devido à deficiência de vitamina B_{12} na ausência de quaisquer anomalias hematológicas. Em casos avançados, pode ocorrer neutropenia e trombocitopenia, simulando anemia aplástica ou leucemia. Os níveis séricos de vitamina B_{12} são baixos e as concentrações séricas de ácido metilmalónico e homocisteína estão normalmente elevadas.

As concentrações de ferro sérico e de ácido fólico sérico estão normais ou elevadas. A atividade da LDH sérica está acentuadamente aumentada, um reflexo da eritropoiese ineficaz.

34- Vitamina B_{12} pode incluir todas as seguintes opções, exceto

a-As necessidades diárias pediátricas variam de 0,4 a 2,4 micg.

b-A deficiência congénita de IF é semelhante à anemia perniciosa do adulto.

c-A anemia perniciosa clássica raramente afecta as crianças .

d-A cirurgia gástrica pode levar a uma deficiência de fator intrínseco.

e-A insuficiência pancreática pode levar à deficiência de cobalamina.

Resposta correcta b

A deficiência congénita de IF é uma doença autossómica recessiva rara causada por uma falta de IF gástrico ou pela secreção de IF funcionalmente anormal. Difere da anemia perniciosa típica do adulto pelo facto de o ácido gástrico ser segregado normalmente e o estômago ser histologicamente normal. Não está associada a anticorpos contra as células parietais ou a anomalias endócrinas. Os sintomas tornam-se proeminentes numa idade precoce (6-24 meses), consistente com o esgotamento das reservas de vitamina B_{12} adquiridas no útero. À medida que a anemia se torna grave, surgem fraqueza, irritabilidade, anorexia e apatia. A língua é lisa, vermelha e dolorosa.

As manifestações neurológicas incluem ataxia, parestesias, hiporreflexia, respostas de Babinski e clonus.

35- Deficiência de vitamina B_{12} pode resultar de todas as seguintes situações, exceto

a-Enterite regional

b-Enterocolite necrosante neonatal

c-Doença celíaca .

d-Um crescimento excessivo de bactérias intestinais nos divertículos.

e-Giardíase.

Resposta correcta e

Um crescimento excessivo de bactérias intestinais dentro de divertículos ou duplicações do intestino delgado também pode causar deficiência de vitamina B_{12} .

36- A acidúria orótica inclui todas as situações, exceto

a- Doença autossómica recessiva.

b- O diagnóstico é sugerido pela presença de doença megaloblástica grave.

c- O diagnóstico é feito através da deteção de um aumento do ácido orótico urinário.

d- O atraso físico e mental acompanha frequentemente esta doença.

e-A anemia responde à vitamina B12.

Resposta correcta e

A anemia é refractária à vitamina B_{12} ou ao ácido fólico, mas responde prontamente à administração de uridina. A acidúria orótica é uma doença autossómica recessiva rara que surge normalmente no primeiro ano de vida e é caracterizada por uma falha de crescimento. O diagnóstico é sugerido pela presença de anemia megaloblástica grave com níveis séricos normais de B12 e folato e sem evidência de deficiência de TC-II. O diagnóstico presuntivo é feito através da deteção de um aumento do ácido orótico urinário. No entanto, a confirmação do diagnóstico requer o ensaio das enzimas transferase e descarboxilase nos eritrócitos do doente. O atraso físico e mental acompanha frequentemente esta doença. A anemia responde à vitamina B_{12} ou ao ácido fólico.

37- A anemia megaloblástica responsiva à tiamina caracteriza-se por todas as seguintes características, exceto

a-Anemia megaloblástica, surdez neurossensorial e diabetes mellitus.

b-A doença é uma herança multigénica.

c - A medula óssea apresenta alterações megaloblásticas com sideroblastos em anel.

d-A anemia melhora normalmente com doses elevadas de tiamina.

e-O defeito é devido a mutações no gene do cromossoma 1.

Resposta correcta b

Esta doença é autossómica recessiva. A anemia megaloblástica pode também ocorrer em certos erros inatos do metabolismo da cobalamina. Anemia megaloblástica, surdez neurossensorial e diabetes mellitus (síndrome de Roger). Estão também descritas cardiopatias congénitas, atrofia do nervo ótico, baixa estatura e acidentes vasculares cerebrais. A medula óssea é caracterizada não só por alterações megaloblásticas mas também por sideroblastos em anel.

Bibliografia

i. Bhatnagar SK, Chandra J, Narayan S, Sharma S, Singh V, Dutta AK. Pancitopenia em crianças: perfil etiológico. Jornal de pediatria tropical. 2005 Aug 1;51(4(sad)236-9.

ii. Rasmussen SA, Fernhoff PM, Scanlon KS. Deficiência de vitamina B12 em crianças e adolescentes. The Journal of pediatrics. 2001 Jan 1;138(1(sad)10-7.

iii. Brugnara C, Oski FA, Nathan DG. 10 Diagnostic Approach to the Anemic Patient (Abordagem Diagnóstica ao Paciente Anémico). E-Book de Hematologia da Infância e da Criança de Nathan e Oski. 2008 Dez 16:455.

iv. Black MM. Effects of vitamin B12 and folate deficiency on brain development in children (Efeitos da deficiência de vitamina B12 e folato no desenvolvimento cerebral das crianças). Boletim de alimentação e nutrição. 2008 Jun;29(2_suppl1(sad)S126-31.

v. Lanzkowsky P. Classificação e diagnóstico de anemia em crianças. InLanzkowsky's Manual of Pediatric Hematology and Oncology 2016 Jan 1 (pp. 32-41). Imprensa académica.

vi. Lanzkowsky P. Anemia megaloblástica. InLanzkowsky's manual of pediatric hematology and oncology 2016 Jan 1 (pp. 84-101). Académico Pres

vii. Yaikhomba T, Poswal L, Goyal S. Assessment of iron, folate and vitamin B12 status in severe acute malnutrition. Jornal Indiano de Pediatria. 2015 Jun;82(6(sad)511-4.

viii. Noreen S, Bashir S, Bano S, Fatima T, Sani A, Imran S, Saeed

Z, Naseer A, Ijaaz R, Riaz K, Khan M. Anemia e as suas consequências para o corpo humano; uma visão global. Jornal NUST de Ciências Naturais. 2020;5(2).

Baço, LN (gânglio linfático) e sangue Hematopoiese:

1- As seguintes afirmações sobre o envolvimento dos gânglios linfáticos são verdadeiras, exceto

a- Linfadenopatia causada pela proliferação de células malignas.

b- O linfonodo supraclavicular esquerdo pode ser causado por rabdomiossarcoma.

c- O nódulo supraclavicular direito sugere um tumor maligno no abdómen.

d- A linfadenopatia localizada é geralmente devida a uma infeção local.

e- A linfadenopatia localizada pode ser devida a neuroblastoma.

Resposta correcta c

A linfadenopatia pode ser causada pela proliferação de células intrínsecas ao nódulo, como linfócitos, plasmócitos, monócitos ou histiócitos, ou pela infiltração de células extrínsecas ao nódulo, como neutrófilos e células malignas. O aumento dos gânglios linfáticos amigdalinos e inguinais é provavelmente secundário a uma infeção localizada; o aumento dos gânglios linfáticos supraclaviculares e axilares é mais provável que seja de natureza grave. O aumento do gânglio supraclavicular esquerdo, em particular, deve sugerir uma doença maligna (por exemplo, linfoma ou rabdomiossarcoma) com origem no abdómen e que se dissemina através do ducto torácico para a área supraclavicular esquerda. O aumento do nódulo supraclavicular direito indica lesões intratorácicas, uma vez que este nódulo drena as áreas superiores dos pulmões e do mediastino. Embora a linfadenopatia localizada se deva geralmente a uma infeção local na região drenada pelos gânglios linfáticos em causa, pode também dever-se a uma doença maligna, como o linfoma de Hodgkin ou o neuroblastoma.

2- A seguinte afirmação sobre o envolvimento dos gânglios linfáticos é verdadeira, exceto

a- Os nódulos com mais de 2,5 cm devem ser considerados patológicos.

b- Os nódulos malignos são geralmente firmes e borrachudos.

c- História completa de infeção, contacto com roedores ou gatos e queixas sistémicas.

d- Deve ser biopsiado o nódulo maior e não o mais acessível.

e- O nódulo deve ser removido intacto com a cápsula e não de forma fragmentada.

Resposta correcta d

O gânglio linfático deve ser imediatamente apresentado ao patologista fresco ou em meio de cultura de tecidos suficiente para evitar a secagem do tecido. O nódulo não deve ser deixado à luz forte, onde estará sujeito a calor, e não deve ser envolvido em gaze seca, que pode produzir um artefacto de secagem.

3- Qual das seguintes afirmações não é verdadeira em relação aos factores de crescimento hematopoiéticos? a-A produção de trombopoietina aumenta em resposta à trombocitopenia.

a-A produção de eritropoietina aumenta em resposta à perda de sangue.

c- O fator estimulador de colónias de granulócitos é habitualmente administrado a doentes com formas iatrogénicas de neutropenia.

A d-Interleucina-7 é um fator de crescimento importante para os progenitores linfóides.

A terapêutica com trombopoietina pode beneficiar os doentes com trombocitopenia imunomediada.

Resposta correcta a

A produção de plaquetas é regulada pela massa total de plaquetas do corpo. Esta relação explica porque é que o sequestro de plaquetas em baços aumentados não estimula o aumento da produção de plaquetas; estas plaquetas continuam a ligar-se à trombopoietina (Tpo), mantendo os níveis de Tpo livre relativamente baixos, mesmo perante uma trombocitopenia no sangue periférico. A produção de G-CSF aumenta em relação aos níveis basais em resposta a citocinas inflamatórias como a IL-1 e o fator de necrose tumoral. Na medula óssea, os progenitores precoces com potencial linfoide expandem-se sob a influência de factores de crescimento como a IL-7.

4- Todas as seguintes afirmações são verdadeiras sobre o baço, exceto

a- Frequentemente palpável em bebés e crianças pequenas normais.

b- O diagnóstico de asplenia é feito pela presença de corpos de Dohle
.

c- O baço acessório ocorre em 15% das pessoas normais.

d- A poliesplenia congénita pode estar associada a anomalias cardíacas.

e- O baço palpável pode dever-se a visceroptose em vez de esplenomegalia verdadeira.

Resposta correcta b

A ponta do baço é frequentemente palpável em bebés e crianças pequenas normais. É normalmente palpável em bebés prematuros e em cerca de 30% dos bebés de termo. Pode ser normalmente sentida em crianças até aos 3 ou 4 anos de idade. Numa idade mais avançada, a ponta do baço não é geralmente palpável abaixo da margem costal e

um baço palpável indica normalmente um aumento do baço duas a
três vezes superior ao seu tamanho normal. O diagnóstico de asplenia
(congénita ou pós-cirúrgica) é feito pela presença de corpos de
Howell-Jolly e pela presença de vesículas intracelulares (que
aparecem como buracos ou bolsas) nos eritrócitos e pela ausência de
captação do radionuclídeo de enxofre Tc99 coloidal. Os baços
acessórios ocorrem em 15% das pessoas normais e estão normalmente
presentes sem outras anomalias. A poliesplenia congénita é
caracterizada pela presença de vários baços de tamanho e função
variáveis, anomalias hepatobiliares e anomalias cardíacas. A
esplenoptose ocorre quando o baço não está fixado no retroperitoneu e
um baço palpável pode dever-se a uma visceroptose e não a uma
verdadeira esplenomegalia.

5- Todas as seguintes afirmações são verdadeiras acerca do
envolvimento esplénico (esplenomegalia), exceto

a- As esplenomegalias infecciosas são devidas à estimulação
antigénica.

b- Mesmo numa criança que esteja bem é necessário efetuar mais
exames para identificar a causa.

c- São indicadas as avaliações de doenças do tecido conjuntivo por
C3, C4, CH50.

d- A esplenomegalia congestiva é causada pela hipertensão portal.

e- Doenças imunológicas como a doença do soro e a doença do
enxerto contra o hospedeiro podem levar à esplenomegalia .

Resposta correcta b

Esplenomegalia infecciosa (devido a estimulação antigénica com
hiperplasia dos sistemas reticuloendotelial e linfoide). Numa criança
bem tratada e com um índice de suspeição baixo, é razoável não
efetuar mais investigações e reexaminar a criança dentro de 1-2
semanas. As doenças imunológicas, como a doença do soro e a doença
do enxerto contra o hospedeiro, podem provocar esplenomegalia.

6-   Qual das seguintes afirmações não é verdadeira em relação ao baço?

a- Cerca de 15% dos doentes terão um baço acessório.

b- Os principais componentes esplénicos são um sistema de filtragem (polpa vermelha).

c- O baço contém normalmente apenas 25 ml de sangue.

d- A hematopoiese esplénica pode ser retomada em doentes com mielofibrose.

e- O fator VIII é sequestrado no baço.

Resposta correcta b

Os principais componentes esplénicos são um compartimento linfoide *(polpa branca)* e um sistema de filtragem *(polpa vermelha)*. A polpa branca é constituída por bainhas linfáticas periarteriais de linfócitos T com centros germinais incorporados contendo linfócitos B. A polpa vermelha tem um esqueleto de células reticulares fixas, macrófagos móveis, passagens endoteliais parcialmente colapsadas (cordões de Billroth) e seios esplénicos. A hematopoiese esplénica pode ser retomada em doentes com mielofibrose ou anemia hemolítica grave. O fator VIII e um terço da massa plaquetária circulante estão sequestrados no baço e podem ser libertados por stress ou injeção de epinefrina. O baço recebe 5-6% do débito cardíaco, mas normalmente contém apenas 25 ml de sangue.

7- Após a esplenectomia, qual é a principal causa de trombocitose?

a-Hipóxia pós-esplenctomia

b-A esplenectomia aumenta o risco de trombocitemia essencial.

c- O erro laboratorial pós-esplenctomia aumenta devido à coagulação do sangue.

d-Aproximadamente 30% da massa plaquetária reside normalmente no baço.

e-Estará num estado inflamatório constante devido a infecções após a esplenectomia.

Resposta correcta d

A trombocitose é definida como uma contagem de plaquetas >500 × 10 3 / mm 3 e é geralmente secundária a outra doença. Após a esplenectomia, os doentes apresentam trombocitose devido ao facto de o baço ser normalmente o reservatório de 30% da massa plaquetária.

8- As seguintes afirmações são verdadeiras sobre o baço, exceto :

a- Serve de filtro para o sangue.

b- É uma fonte importante de imunoglobulinas.

c- Está aumentado em muitas condições associadas à ativação aguda ou crónica do sistema imunitário.

d- É uma fonte importante de elementos sanguíneos formados.

e- É um local raro de desenvolvimento de tumor primário.

Resposta correcta d

As doenças primárias do baço são raras. Em contrapartida, o baço é afetado secundariamente por muitas doenças diferentes, que frequentemente provocam um aumento do tamanho do baço (esplenomegalia). O baço pesa normalmente cerca de 150 g, mas pode aumentar o seu peso 10 vezes ou mais em algumas situações patológicas. Tal como o baço serve para filtrar o sangue, os gânglios linfáticos actuam como um filtro para o líquido linfático. Com exceção do sistema nervoso central, todos os tecidos contêm vasos linfáticos que recolhem o líquido intersticial (linfa).

9- Qual das seguintes afirmações não é verdadeira em relação ao baço?

a- A trombocitose ocorre com a perda da função do reservatório esplénico.

b- A esplenectomia está frequentemente associada a trombose em crianças.

c- A hiposplenia funcional é caracterizada pelos corpos de Howell-Jolly.

d- O baço contém quase metade do total de linfócitos B produtores de imunoglobulina do corpo.

e- A properdina e a tuftsina são produzidas no baço.

Resposta correcta b

O baço é o maior órgão linfoide do corpo e contém quase metade dos linfócitos B produtores de imunoglobulina. A hiposplenia funcional ou anatômica é caracterizada pela circulação contínua de células contendo restos nucleares (corpos de Howell-Jolly), hemoglobina desnaturada (corpos de Heinz) e outros detritos nas hemácias. Esses detritos podem aparecer como "buracos" na microscopia indireta. A properdina e a tuftsina são produzidas no baço. Uma contagem alta de plaquetas após perda da função esplênica ou esplenectomia não está associada a um aumento do risco de trombose em crianças. A trombocitose e a leucocitose ocorrem com a perda da função do reservatório esplénico.

10- O hiposplenismo funcional ocorre em todas as seguintes situações, exceto

a- Malária.

b- Após irradiação do quadrante superior esquerdo

c- Anemia hemolítica grave .

d- Vasculite e nefrite.

e- Talassemia recentemente diagnosticada.

Resposta correcta e

O hipoesplenismo funcional pode ocorrer em recém-nascidos normais, especialmente em prematuros. As crianças com hemoglobinopatias falciformes podem apresentar hipofunção esplénica a partir dos 6 meses de idade. O hipoesplenismo funcional também pode ocorrer na malária, na irradiação alterada do quadrante superior esquerdo e quando a função reticuloendotelial do baço está sobrecarregada (como na anemia hemolítica grave ou na doença de armazenamento metabólico). A hipofunção esplénica foi descrita ocasionalmente em doentes com vasculite, nefrite, doença inflamatória intestinal, doença celíaca, síndrome de Pearson, anemia de Fanconi e doença do enxerto contra o hospedeiro.

11- Os capilares linfáticos estão presentes em todos os seguintes órgãos, exceto:

a- Coração.

b- Pâncreas.

c- Fígado.

d- Cérebro.

e- Pulmão.

Resposta correcta d

Os capilares linfáticos estão presentes em todos os órgãos, exceto no cérebro, na medula óssea, na retina, na cartilagem, na epiderme, no cabelo e nas unhas.

12- Qual das seguintes afirmações não é verdadeira em relação à medula óssea (MO)?

a- Constitui a principal fonte de elementos sanguíneos formados após o nascimento.

b- No carcinoma metastático, a aspiração da MO é a melhor forma de detetar o envolvimento.

c- É frequentemente examinada para determinar a causa da pancitopenia.

d-É o principal local de hematopoiese durante o desenvolvimento embrionário.

e- Contém células adiposas que podem regular negativamente a hematopoiese.

Resposta correcta b

As biópsias não têm o detalhe citológico dos aspirados, mas são excelentes para avaliar a celularidade global da medula e diagnosticar o envolvimento da medula por doenças que produzem fibrose, como a doença granulomatosa (por exemplo, tuberculose), cancro metastático e alguns tumores malignos hematológicos.

13- A hematopoiese inclui todos os seguintes aspectos, exceto

a-A hematopoiese começa por volta das 3 semanas de gestação com eritropoiese no saco vitelino.

Aos 2 meses de gestação, o local primário da hematopoiese migrou para o fígado.

c- Após os 7 meses de gestação, o processo de hematopoiese desloca-se do fígado para a medula óssea.

d-Um bebé extremamente prematuro pode ter hematopoiese extramedular significativa com hematopoiese limitada da medula óssea.

e-Hepatoesplenomegalia em doentes com hemólise crónica pode significar hematopoiese extramedular.

Resposta correcta c

Durante a infância, praticamente todas as cavidades medulares são ativamente hematopoiéticas e a proporção de elementos hematopoiéticos em relação aos elementos estromais é bastante elevada. À medida que a criança cresce, a hematopoiese desloca-se para os ossos centrais do corpo (vértebras, esterno, costelas e pélvis) e a medula das extremidades e do crânio é substituída por gordura. Esta substituição da medula por gordura é um processo gradual e parcialmente reversível.

14- A produção de eosinófilos está sob o controlo de uma hormona glicoproteica relacionada

a- interleucina-3.

b- interleucina-4.

c- interleucina-5.

d- interleucina-11.

e- interleucina-2.

Resposta correcta a

Os eosinófilos, que desempenham um papel na defesa do hospedeiro contra os parasitas, também são capazes de viver nos tecidos durante períodos prolongados.

15- Todas as seguintes afirmações sobre a hematopoiese são verdadeiras, exceto

a- Extra-embrionário no saco vitelino começa entre o 10º e o 14º dia de gestação.

b- Por volta das 3 -4 semanas de gestação, o fígado substitui o saco vitelino como local primário de células sanguíneas.

c- Por volta das 10-12 semanas, a hematopoiese extra-embrionária já cessou essencialmente

d- O fígado continua a ser o órgão eritropoiético predominante até às 20-24 semanas de gestação.

e- Os eritrócitos no feto são maiores do que nos adultos.

Resposta correcta b

Por volta das 6-8 semanas de gestação, o fígado substitui o saco vitelino como local primário de produção de células sanguíneas e, durante esse período, a placenta também contribui como local hematopoiético. A hematopoiese mesoblástica ocorre em estruturas extra-embrionárias, principalmente no saco vitelino, e começa entre o 10º e o 14º dias de gestação. Por volta das 10-12 semanas, a hematopoiese extra-embrionária já cessou essencialmente. A hematopoiese hepática ocorre durante o resto da gestação. O fígado permanece o órgão eritropoiético predominante (poucos ou nenhuns neutrófilos são produzidos no fígado fetal humano) até às 20-24 semanas de gestação.

16- Todas as seguintes afirmações sobre as hemoglobinas são verdadeiras, exceto:

a- Na 24ª semana de gestação, a HbA constitui 5-10% da hemoglobina total.

b- Aumento do nível de HbA de 30% da hemoglobina total no termo.

c- Aos 6-12 meses de idade, aparece o padrão normal de HbA.

d- A HbA2 contém cadeias delta (δ) e tem a estrutura $\alpha2\delta2$.

e- HbA_2 nível normal de 4,5 a 5,3 % durante a infância.

Resposta correcta e

À nascença, observa-se <1% de HbA_2 , mas aos 12 meses de idade atinge-se o nível normal de 2,03,4%. Ao longo da vida, o rácio normal de HbA para HbA_2 é de cerca de 30: 1.

17- Os níveis de HbF incluem todas as seguintes situações, exceto

a- Na β-talassemia heterozigótica, a diminuição da HbF no pós-parto é atrasada.

b- Na persistência hereditária da HbF, é caraterístico encontrar HbF elevada.

c- Nas hemoglobinopatias (HbSS, HbSC), a HbF está normalmente aumentada.

d- A eritropoietina recombinante para bebés prematuros não aumenta a HbF.

e- Nas anemias hemolíticas podem ocorrer elevações moderadas da HbF.

Resposta correcta d

Os bebés pré-termo tratados com EPO recombinante humana aumentam a produção de HbF durante a eritropoiese ativa. Em pessoas heterozigóticas para a β-talassemia (traço β-talassémico), a diminuição da HbF após o parto é retardada; cerca de 50% dessas pessoas apresentam níveis elevados de HbF (>2,0%) mais tarde na vida. Na talassemia homozigótica (anemia de Cooley) e na persistência hereditária de HbF, encontram-se carateristicamente grandes quantidades de HbF. Em doentes com hemoglobinopatias da cadeia β principais (HbSS, HbSC), a HbF está normalmente aumentada, sobretudo durante a infância. Elevações moderadas da HbF podem ocorrer em muitas doenças acompanhadas de stress hematológico, como anemias hemolíticas, leucemia e anemia aplástica, devido a uma população menor de hemácias que contêm quantidades aumentadas de HbF.

18- Qual das seguintes opções não é verdadeira

a-O nível normal de HbA2 no adulto (2,0-3,4%) raramente está alterado.

b-Níveis de HbA_2 >3,4% são encontrados no traço de β-talassemia.

c- Níveis de HbA_2 >3,4% anemias megaloblásticas .

d- O aumento da HbA2 é encontrado na anemia por deficiência de ferro

e- Diminuição dos níveis de HbA2 α-talassemia.

Resposta correcta d

Níveis de HbA2 >3,4% anemias megaloblásticas secundárias a deficiência de vitamina B12 e ácido fólico.

19- Qual das seguintes situações está altamente associada à síndrome de Ivemark?

a- Diminuição da contagem de reticulócitos.

b-PCR positivo para a infeção pelo vírus Parvo.

c-Proteína C-reactiva elevada.

d- Presença de corpos de Howell-Jolly no filme de sangue.

e-Níveis elevados de ferro sérico.

Resposta correcta d

Os corpos de Howell-Jolly são observados na asplenia. A síndrome de Ivemark está associada à ausência congénita do baço, para além de defeitos cardíacos congénitos cianóticos, dextrocardia ou mesocardia, heterotaxia abdominal e pulmões simetricamente trilobados.

Bibliografia

I. Lanzkowsky P. Linfadenopatia e esplenomegalia. Manual de Hematologia e Oncologia Pediátrica. 2011:461.

II. Choi P, Qun X, Chen EY, et al: Polymerase chain reaction for pathogen identification in persistent pediatric cervical lymphadenitis. Arch Otolaryngol Head Neck Surg 2009; 135:243-248.

III. Friedmann AM: Avaliação e tratamento da linfadenopatia em crianças. Pediatr Rev 2008; 29:53-60.

IV. Muehe AM, Siedek F, Theruvath AJ, Seekins J, Spunt SL, Pribnow A, Hazard FK, Liang T, Daldrup-Link H. Differentiation of benign and malignant lymph nodes in pediatric patients on ferumoxytol-enhanced PET/MRI. Theranostics. 2020;10(8(sad)3612

V. Lewis SM, Williams A, Eisenbarth SC. Estrutura e função do sistema imunitário no baço. Imunologia científica. 2019 Mar 1;4(33)

VI. Lanzkowsky P. Lymphadenopathy and Diseases of the Spleen (Linfadenopatia e doenças do baço). InLanzkowsky's Manual of Pediatric Hematology and Oncology 2022 Jan 1 (pp. 81-89). Imprensa Académica.

<u>**Anemia hemolítica**</u>

<u>**Anemia hemolítica autoimune e esferocitose hereditária outras anomalias da membrana das hemácias**</u>

1- Qual é o teste de diagnóstico mais indicativo de hemólise autoimune?

a-Morfologia dos glóbulos vermelhos.

b-Teste direto de anti-globulina.

c-Teste indireto de antiglobulina.

d- Teste de aglutinina a frio.

e- Nível elevado de globulina sérica.

Resposta correcta b

2- Um jovem de 15 anos, previamente saudável, desenvolveu fadiga, perda de peso e iterícia ligeira. Tinha uma hemoglobina de 7 g/dL, uma contagem de reticulócitos de 15% de esferocitose numa análise de sangue periférico e um nível de bilirrubina sérica total de 5 mg/dL, dos quais 0,2 mg/dL eram conjugados. Que doença subjacente é mais preocupante?

a- Infeção pelo VIH.

b- Tuberculose.

c- Febre tifoide.

d- Malária.

e- Linfoma.

Resposta correcta e

3- As seguintes características clínicas não são sugestivas de um processo hemolítico numa criança com anemia:

a-História de anemia, iterícia ou cálculos biliares na família.

b-Esplenomegalia.

c - Presença de múltiplos cálculos biliares.

d- Úlceras crónicas nas pernas.

e- Diminuição da contagem de reticulócitos

Resposta correcta e

As seguintes características clínicas sugerem um processo hemolítico numa criança com anemia: 1. História de anemia, iterícia ou cálculos biliares na família. 2. Anemia persistente ou recorrente associada a reticulocitose. 3. Anemia que não responde aos hematínicos. 4. Episódios intermitentes ou hiperbilirrubinemia indireta/jaundice persistente. 5. Esplenomegalia. 6. Hemoglobinúria. 7. Presença de múltiplos cálculos biliares. 8. Úlceras crónicas nas pernas.

4- Os marcadores de hemólise extravascular incluem todos os seguintes, exceto

a- Aumento da bilirrubina não conjugada.

b- Aumento da desidrogenase do ácido lático no soro.

c- Diminuição da haptoglobina plasmática.

d- Hemoglobinúria.

e- Aumento da taxa de produção de monóxido de carbono (CO).

Resposta correcta d

Os marcadores de hemólise intravascular incluem 1. Aumento da bilirrubina não conjugada (embora frequentemente menor do que na hemólise extravascular, uma vez que as perdas urinárias deixam menos hemoglobina para ser eliminada e transformada em bilirrubina). 2. Aumento da desidrogenase do ácido lático no soro. 3. Hemoglobinúria 4. Baixa ou ausência de haptoglobina plasmática. 5. Hemossiderinúria (devido à descamação de células tubulares carregadas de ferro para a urina). 6. Nível elevado de hemoglobina plasmática (valor normal ,1 mg de hemoglobina/dl de plasma, plasma visivelmente vermelho contém mais de 50 mg de hemoglobina/dl de plasma). 7. Aumento da metemalbumina plasmática (albumina ligada ao heme; ao contrário da haptoglobina, a albumina não se liga à hemoglobina intacta). 8. Metemoglobina plasmática aumentada.

5-   A eritropoiese aumenta em resposta a uma redução da hemoglobina e manifesta-se por todas as seguintes afirmações verdadeiras, exceto:

a- Reticulocitose até 10-20%; raramente, até 80%.

b-Aumento do volume corpuscular médio (VCM) .

c-Aumento da largura de distribuição dos glóbulos vermelhos (RDW).

d-Normoblastos no sangue periférico.

e- Diminuição da concentração média de hemoglobina corpuscular (MCHC).

Resposta correcta e

Aumento do volume corpuscular médio (VCM) devido à presença de reticulocitose. Aumento da largura de distribuição dos glóbulos vermelhos (RDW) devido à diminuição do nível de hemoglobina.

5-Quais são os elementos responsáveis pela manutenção da forma e da morfologia global normal dos glóbulos vermelhos?

a- Espectrina.

b-Proteína 4.2

c-Glicoforina C.

d-Anquirina .

e-Protein 4.1.

Resposta correcta a

6-   A esferocitose hereditária (HS) não inclui o seguinte

a- As mutações da anquirina são responsáveis por 50-67% da HS.

b- As mutações da β-espectrina ocorrem na HS dominante e a

evolução clínica é grave.

c- As mutações da proteína 4.2 ocorrem na forma recessiva da HS.

d- As mutações da banda 3 ocorrem na forma dominante de HS.

e- MCHC aumentado e RDW elevado.

Resposta correcta b

As mutações da β-espectrina ocorrem na HS dominante e são responsáveis por 15-20% da HS. A evolução clínica é ligeira a moderada. São observados acantócitos, eliptócitos esferocíticos e esferócitos. As mutações da α-espectrina ocorrem na HS recessiva e representam menos de 5% da HS. A evolução clínica é grave. Observam-se células contraídas, poiquilócitos e esferócitos. O VCM está geralmente diminuído; a concentração de hemoglobina corpuscular média (CHCM) está aumentada e o RDW está elevado. As mutações da anquirina são responsáveis por 50-67% da HS. Em muitos doentes, tanto a espectrina como a anquirina são deficientes. As mutações da anquirina ocorrem tanto nas formas dominantes como recessivas da HS. A evolução clínica varia de ligeira a grave. Os glóbulos vermelhos são tipicamente esferócitos. O VCM está geralmente diminuído; a concentração de hemoglobina corpuscular média (CHCM) está aumentada e o RDW está elevado.

7- A esferocitose hereditária (HS) não inclui as seguintes situações

a- Células hiperdensas semelhantes a microesferócitos são observadas na doença HbSC

b- Aumento da auto-hemólise às 24 e 48 horas, corrigido pela adição de glucose.

c- A coloração dos glóbulos vermelhos com o corante eosina-5-maleimida é o teste de eleição

d- Não ocorre iterícia obstrutiva com aumento da bilirrubina direta.

e- Co-herança com Hb-SC, aumenta o risco de crise de sequestro esplénico.

Resposta correcta d

Pode desenvolver-se iterícia obstrutiva com aumento da bilirrubina direta devido a cálculos biliares, uma consequência do aumento da excreção de pigmentos. O aumento da fragilidade osmótica dos eritrócitos (os esferócitos lisam em concentrações mais elevadas de soro fisiológico do que os eritrócitos normais) só é ocasionalmente demonstrado após incubação da amostra de sangue a 37 C durante 24 h (por isso, faça sempre este teste incubado). Apesar de uma fragilidade osmótica normal, um aumento da MCHC ou um aumento de eritrócitos hiperdensos é altamente sugestivo de HS. A auto-hemólise às 24 e 48 horas aumentou, sendo corrigida pela adição de glucose. A coloração dos eritrócitos com o corante Eosina-5-maleimida e a análise por citometria de fluxo é o teste de eleição para diagnosticar a HS, mas só está disponível em laboratórios de referência especiais. As células semelhantes hiperdensas aos microesferócitos são observadas na doença HbSC e na doença HbCC. A co-hereditariedade da HS com a doença da hemoglobina S-C pode aumentar o risco de crise de sequestro esplénico.

8- A esferocitose ligeira inclui todas as seguintes situações, exceto

a- Nível de hemoglobina (g/dl) 11-15.

b- Os testes de fragilidade osmótica são normais a ligeiramente aumentados.

c- Percentagem de contagem de reticulócitos 3,1-6 e índice de produção de reticulócitos 1,8-3

d- Espectrina por eritrócito (percentagem do normal) 80-100

e- Os sintomas incluem palidez, esplenomegalia e cálculos biliares.

Resposta correcta e

Não existem sintomas na esferocitose hereditária de tipo ligeiro.

9- A esplenectomia em doentes com esferocitose hereditária inclui todas as afirmações verdadeiras, exceto:

a- Menos de 80% do conteúdo normal de espectrina requerem esplenectomia.

b-A esplenectomia deve ser efectuada precocemente nos casos graves

.

c- A esplenectomia aumenta o risco de hemorragia na vida adulta .

d- Os doentes correm o risco de sepsis após a esplenectomia.

e- Ecografia efectuada antes da operação para excluir a presença de cálculos biliares.

Resposta correcta c

No entanto, pode haver um aumento do risco de trombose arterial e venosa numa fase posterior da vida, bem como um aumento do risco de hipertensão pulmonar idiopática. A maioria dos doentes com menos de 80% do conteúdo normal de espectrina necessita de esplenectomia. A esplenectomia deve ser realizada precocemente nos casos graves, mas não antes dos 5 anos de idade, se possível. Existe um risco acrescido de hemorragia numa fase posterior da vida, bem como um risco acrescido de hipertensão sistémica idiopática. Os doentes correm o risco de sepsis após a esplenectomia, especialmente os que têm menos de 5 anos de idade. Na esplenectomia parcial, até 90% da massa esplénica é removida, deixando tecido esplénico suficiente para proteger contra a infeção. A técnica não é muito utilizada e o seu uso deve ser feito principalmente em pacientes dependentes de transfusão com menos de 5 anos de idade. Poderá existir um risco acrescido de carga de ferro em doentes com SS que não tenham sido submetidos a esplenectomia. Antes da esplenectomia, deve ser realizada uma ecografia para excluir a presença de cálculos biliares. Se estiverem presentes, está também indicada a colecistectomia.

10-   A eliptocitose hereditária HE inclui todas as seguintes afirmações verdadeiras, exceto

a- A EH é caracterizada por uma hereditariedade autossómica

dominante

b- Afecta cerca de 1 em cada 25.000 pessoas.

c- A prevalência da EH é muito mais elevada nas regiões onde a malária é endémica.

d- O esfregaço de sangue mostra 10-20 % das células com eliptócitos ovais alongados.

e- A fragilidade osmótica está normal ou aumentada.

Resposta correcta d

O esfregaço sanguíneo mostra que 25-90% das células têm eliptócitos ovais alongados. A auto-hemólise é normalmente normal, mas pode estar aumentada e normalmente é corrigida pela adição de glucose ou ATP. Ocasionalmente, os doentes gravemente afectados parecem ser descendentes de uma família com apenas um progenitor afetado. Neste caso, a causa pode ser uma mutação semelhante a um "portador silencioso" num gene da α-espectrina do progenitor não afetado. A prevalência da HE é muito mais elevada em regiões onde a malária é endémica. Este facto pode ser explicado pela resistência dos eliptocitos à invasão da malária.

11- A eliptocitose hereditária HE inclui todas as seguintes afirmações verdadeiras, exceto

a- Varia desde doentes sem sintomas até anemia grave que requer transfusões de sangue. A percentagem de micrócitos reflecte melhor a gravidade da doença.

b- Cerca de 12% têm sintomas indistinguíveis da esferocitose hereditária.

c- A percentagem de eliptocitos varia de 50 a 90%.

d - estreita relação entre o grau de eliptocitose e a gravidade da anemia.

e- HE homozigótica, clinicamente indistinguível da piropoiquilocitose hereditária.

Resposta correcta d

Não foi estabelecida uma correlação entre o grau de eliptocitose e a gravidade da anemia.

12- A piropoicilocitose hereditária inclui todas as afirmações verdadeiras, exceto:

a- Genética homozigótica ou duplamente heterozigótica para mutantes da cadeia de espectrina .

b- Aumento da relação entre o colesterol e as proteínas da membrana.

c- Fragmentos celulares e brotamento de glóbulos vermelhos sensíveis ao frio a 4-6C

d- EH ligeira presente num dos pais ou num irmão.

e- Células semelhantes são observadas nas anemias hemolíticas microangiopáticas.

Resposta correcta c

Anemia caracterizada por anisocitose e poiquilocitose extremas: Fragmentos de glóbulos vermelhos, esferócitos e glóbulos vermelhos em brotamento (os glóbulos vermelhos são extremamente sensíveis à temperatura e fragmentam-se após 10 minutos de incubação a 45°C. O aquecimento durante 6 horas a 37°C explica a formação in vivo de glóbulos vermelhos fragmentados e a hemólise crónica). Células semelhantes são observadas nas anemias hemolíticas microangiopáticas, após queimaduras graves ou stress oxidante e na deficiência de PK. Devido às semelhanças no defeito da membrana nesta doença e na EH, é vista como um subtipo de EH. Os doentes respondem bem à esplenectomia com um aumento da hemoglobina para 12 g/dl. Após a esplenectomia, a hemólise diminui mas não é totalmente eliminada.

13- Uma jovem de catorze anos tinha uma história de 2 anos de hemoglobinúria detectada em amostras de urina da manhã. Estava gravemente anémica (hemoglobina 7,4 g/dL, contagem de reticulócitos 6%). A citometria de fluxo dos seus leucócitos do sangue periférico revelou uma deficiência de CD55 e CD59. Qual é a complicação mais preocupante?

a- Trombose com risco de vida.

b-Insuficiência renal.

c-Transição para leucemia aguda.

d-Sepsis.

e- Insuficiência cardíaca e/ou arritmia

Resposta correcta a

14- Qual das seguintes afirmações não é verdadeira em relação à anemia hemolítica?

a-O grau de esferocitose não se correlaciona com a gravidade da hemólise

b-A anemia hemolítica aloimune é caracterizada por um teste de Coombs positivo.

c-Na AIHA, o alvo mais comum é o antigénio Rh

d-A terapêutica não deve ser interrompida até ao DCT, porque os resultados negativos

Resposta correcta a

A esferocitose é uma caraterística consistente e importante para o diagnóstico da AIHA e o grau de esferocitose correlaciona-se bem com a gravidade da hemólise. O teste de Coombs indireto (ICT) +ve e o teste de Coombs direto (DCT) -ve são normalmente observados em casos de aloimunização devido a sensibilização prévia com transfusão de sangue ou gravidez, em anemia hemolítica induzida por fármacos ou em anticorpos de baixo título.

Cerca de metade de todos os doentes com AIHA têm auto-anticorpos específicos para epítopos das proteínas Rh. Os outros antigénios são o transportador de aniões band-3 ou a glicoforina A. A terapêutica com esteróides deve ser continuada até que o DCT se torne negativo.

15- Todas as seguintes situações estão associadas a auto-anticorpos do tipo frio, exceto:

a- Pneumonia por Mycoplasma

b- Anemia hemolítica de Donath-Landsteiner

c- Mononucleose infecciosa

d- Linfoma de Hodgkin

e- Todas as anteriores são verdadeiras

Resposta correcta d

Os linfomas de Hodgkin estão associados a auto-anticorpos quentes.

16- A duração da anemia hemolítica autoimune associada à α-metildopa ocorre em ?

a- 1-2 meses.

b- 2-3 meses.

c- 3-6 meses.

d- 1-2 semanas.

e- 2-4 semanas.

resposta correcta c

Existe um período de desfasamento de 3-6 meses entre o início da terapêutica e o desenvolvimento de DCT positivo.

17- O que é detectado pelo teste indireto de Coomb?

a-Anticorpos no soro.

b-Anticorpos na superfície das hemácias.

C-Antígenos na superfície das hemácias.

d-Anticorpos no plasma.

e-Associado a um teste de coombs direto positivo (DCT).

Resposta correcta a

18- O teste direto de Coomb pode ser positivo em:

a-Pós transfusão imediata

b-Talassemia major

Esferocitose hereditária

d-PNH (hemoglobinúria paroxística nocturna)

e-Anemia falciforme

Resposta correcta a

A DCT pode ser positiva em doenças auto-imunes, transfusão de sangue recente, infeção recente, exposição a toxinas ou medicamentos.

19- Os anti-soros poliespecíficos no teste direto de Coomb são

a- Anti-IgG, IgA.

b-Anti-IgG & C3.

c-Anti-IgG, IgM, IgA.

d-Anti-IgM & C3.

e- anti IgE.

Resposta correcta b

O reagente de Coomb de largo espetro ou poliespecífico contém anticorpos dirigidos contra IgG humana e o componente do complemento, principalmente C3.

20- Todos os seguintes medicamentos podem causar hemólise imunomediada, exceto:

a- Penicilina.

b-Quinina.

c-Metildopa.

d-Cloranfenicol.

e- Grupo das cefalosporinas.

Resposta correcta d

O cloranfenicol provoca anemia aplástica.

21- O tipo de anticorpo responsável pela hemoglobinúria paroxística a frio é:

a- IgG.

b-IgM.

c-IgA.

d-Misturado.

e-IgE.

Resposta correcta a

Na PCH (hemoglobinúria paroxística pelo frio), o DCT é positivo durante e brevemente após o ataque agudo, devido ao revestimento das hemácias sobreviventes com complemento, principalmente fragmentos de C3dg. O Ab de Donath-Landsteiner é responsável pela deposição de complemento nas células, sendo uma IgG não aglutinante que se liga às hemácias apenas no frio.

22- Qual é o melhor tratamento inicial para o doente com doença autoimune

a-Plasmaférese.

b-Corticosteróides.

c-IVIG.

d-Esplenectomia.

e-Antiglobulina antitimócito.

Resposta correcta b

A AIHA reactiva ao calor responde aos corticosteróides. A esplenectomia é utilizada para tratar a AIHA refractária; só é utilizada depois de esgotadas outras opções de tratamento, uma vez que os doentes pós-esplenectomia correm um risco acrescido de infeção. A plasmaférese só é eficaz na AIHA reactiva ao frio, em que os anticorpos IgM circulantes podem ser eliminados.

23- Todas as afirmações seguintes são verdadeiras, exceto:

a-A urina escura é um achado típico na glomerulonefrite pós-estreptocócica

b- Sangue oculto nas fezes com contagens elevadas de reticulócitos que simula uma anemia hemolítica

c- A anemia hemolítica pode ser causada por traumatismo das hemácias e infeção.

d- Hemólise imunomediada caracterizada por microesferócitos.

e- A hemólise autoimune é observada com transfusões de sangue incompatíveis.

Resposta correcta e

A hemólise aloimune é observada em transfusões de sangue incompatíveis e pode ser grave e aguda (por exemplo, incompatibilidade ABO) ou retardada, em geral resultado de antígenos menores de hemácias. Embora a maioria dos casos seja considerada idiopática, as crianças têm uma infeção prévia e a doença é bem documentada após mononucleose infecciosa e infeção por Mycoplasma pneumoniae. Muitos medicamentos usados comumente, incluindo as penicilinas, podem produzir hemólise imunomediada relacionada a medicamentos, mas isso é raro em crianças.

24- O trauma microangiopático que causa anemia hemolítica é observado em todas as seguintes situações, exceto

a- Coagulação intravascular disseminada.

b-Síndrome hemolítico-urémico.

c- Púrpura trombocitopénica.

d-Hipertensão maligna.

e- Infeção por Clostridium perfringens.

Resposta correcta e

O trauma microangiopático que causa anemia hemolítica é visto na coagulação intravascular disseminada, na síndrome hemolítico-urêmica, na púrpura trombocitopênica, na pré-eclâmpsia, na eclâmpsia e na hipertensão maligna. Agentes infecciosos podem induzir muitos dos outros mecanismos que levam à hemólise, mas alguns micróbios (Plasmodium, Babesia, Bartonella bacilliformis) invadem as hemácias diretamente, levando à hemólise extravascular; o Clostridium perfringens libera uma toxina que rompe a membrana das hemácias

25- Todas as seguintes afirmações são verdadeiras, exceto

a-A contagem de reticulócitos também pode estar elevada como resposta a uma perda aguda de sangue.

b- Quando a hemoglobina é degradada com libertação de monóxido de carbono (CO).

c-Os cálculos biliares podem formar-se em crianças com hemólise crónica a partir dos 4 anos de idade.

d- A hemólise leva à redução da haptoglobina e da hemopexina.

A e-Hemólise leva à redução da metemalbumina no plasma.

Resposta correcta e

A resposta habitual da medula óssea na anemia hemolítica aguda reflecte-se num índice de reticulócitos de 2-3, enquanto que na hemólise crónica de longa duração, o aumento da eritropoiese é de aproximadamente *4-6* vezes. A contagem de reticulócitos também pode estar elevada em resposta a uma perda aguda de sangue ou durante um curto período de tempo após uma terapêutica de substituição para a deficiência de ferro, vitamina B12 ou folato. Podem formar-se cálculos biliares compostos por bilirrubinato de cálcio em crianças com hemólise crónica a partir dos 4 anos de idade.

26- A esferocitose hereditária inclui todas as seguintes situações, exceto

a- Os doentes afectados podem ser assintomáticos.

b- É a anomalia hereditária mais comum da membrana dos glóbulos vermelhos.

c- Pode ter hemólise mínima, ou anemia hemolítica grave.

d- Geralmente herdada como autossómica recessiva.

e- Tipo associado à α-espectrina associado a doença grave.

Resposta correcta d

A esferocitose hereditária é geralmente transmitida como uma doença autossómica dominante ou, menos frequentemente, como uma doença autossómica recessiva. A α-espectrina está associada a uma doença grave e é herdada de forma recessiva, tendo sido descrito um defeito recessivo na α-espectrina. Foram descritos defeitos dominantes na β-espectrina e na proteína 3. Foram descritos defeitos dominantes e recessivos na anquirina. Uma deficiência na espectrina, na proteína 3 ou na anquirina resulta no desacoplamento das interacções "verticais" do esqueleto da bicamada lipídica e na perda de microvesículas da membrana.

27- Qual das seguintes afirmações não é verdadeira acerca da

esferocitose hereditária a-Apresenta-se no recém-nascido como

anemia e hiperbilirrubinemia.

b- Os casos graves podem ser marcados pela expansão da diploe do crânio.

c- A formação de cálculos biliares ocorre apenas em condições graves.

d- As complicações a longo prazo incluem gota e miopatia.

e- Devido à elevada rotação de hemácias, é suscetível de sofrer uma crise aplástica.

Resposta correcta c

Pelo menos 50% dos doentes não esplenectomizados acabam por formar cálculos biliares, embora possam ser assintomáticos. As complicações a longo prazo incluem gota, miopatia e degenerações espinocerebelares. A doença hemolítica no recém-nascido pode manifestar-se como anemia e hiperbilirrubinemia suficientemente graves para exigir fototerapia ou transfusões de troca. Após a infância, o baço está normalmente aumentado e podem formar-se cálculos biliares pigmentares (bilirrubina) a partir dos 4-5 anos de idade. Os casos graves podem ser marcados pela expansão da diploe do crânio e da região medular de outros ossos, mas em menor grau do que na talassemia major.

28-   Os achados laboratoriais da esferocitose hereditária não incluem
a- A percentagem de reticulócitos está frequentemente aumentada para 6-20%.

b-Os esferócitos são mais pequenos em diâmetro e hipercrómicos na película de sangue.

c-Os esferócitos podem ser as células predominantes ou podem ser relativamente escassos.

d- Os testes de fragilidade osmótica incubados são específicos para o diagnóstico.

e-A anomalia específica da proteína pode ser estabelecida em 80% dos casos.

Resposta correcta d

Os esferócitos podem ser as células predominantes ou podem ser relativamente escassos, dependendo da gravidade da doença, mas normalmente representam mais de 15 a 20% das células quando a anemia hemolítica está presente. A evidência de hemólise inclui reticulocitose e hiperbilirrubinemia indireta. O nível de hemoglobina é geralmente de 6-10 g/dL, mas pode estar dentro da faixa normal. A percentagem de reticulócitos está frequentemente aumentada para 6-20%, com uma média de aproximadamente. A exposição a uma solução salina hipotónica provoca a dilatação das hemácias e os esferócitos lise mais rapidamente do que as células bicôncavas em soluções hipotónicas. Essa caraterística é acentuada quando as células são privadas de glicose durante a noite a 37°C, o que é conhecido como teste de fragilidade osmótica incubada. Infelizmente, este teste não é específico para esferocitose hereditária, e os resultados podem ser anormais em anemias imunes e noutras anemias hemolíticas. Em 10-20% dos doentes, o resultado pode ser normal. Outros testes, como o teste de crio-hemólise, a ectacitometria de gradiente osmótico e o teste da eocina-5-maleimida, podem ser mais sensíveis, mas não estão disponíveis. A deteção de uma população de hemácias hiperdensas utilizando um instrumento a laser ou um contador Coulter pode ser mais conveniente para o diagnóstico. A anomalia proteica específica pode ser estabelecida em 80% destes doentes através da análise das proteínas da membrana das hemácias por eletroforese em gel e quantificação densitométrica. As anomalias proteicas são mais evidentes nos doentes que foram submetidos a esplenectomia. Estudos para definir os defeitos subjacentes no citoesqueleto podem exigir a avaliação da síntese, estabilidade, montagem e ligação a outras proteínas de membrana. O diagnóstico molecular também é possível. A maioria dos doentes tem mutações privadas específicas da família que podem ser detectadas por análise do ADN. Foram descritas mutações de novo nos genes da β-espectrina e da anquirina em 50%

dos doentes com pais não afectados.

29- O diagnóstico diferencial da esferocitose hereditária inclui todas as seguintes situações, exceto

a- Incompatibilidade ABO

b-Lesão térmica.

c-Septicemia por Clostridia.

d- Doença de Wilson.

isoimunização e-Rh.

Resposta correcta e

Hemólise isoimune e autoimune. A doença hemolítica isoimune do recém-nascido, especialmente devido a incompatibilidade ABO, imita a esferocitose hereditária. A deteção de anticorpos nas hemácias de um recém-nascido usando um teste direto de antiglobulina (Coombs) deve estabelecer o diagnóstico de hemólise imune. Anemias hemolíticas autoimunes também são caracterizadas por esferócitos, e pode haver evidência de valores previamente normais de hemoglobina, hematócrito e contagem de reticulócitos.

30- A esplenctomia para a esferocitose hereditária inclui todos os factores, exceto

a-A fragilidade osmótica melhora frequentemente após a esplenectomia.

b-A esplenectomia não é recomendada se os valores de hemoglobina excederem 10 g/dL .

c-Ácido fólico, 1 mg por dia, deve ser administrado para prevenir a deficiência .

d-Vacinas necessárias para organismos encapsulados.

e-Pós-esplenectomia, a trombocitopnia é frequentemente observada.

Resposta correcta e

Como os esferócitos na esferocitose hereditária são destruídos quase exclusivamente no baço, a esplenectomia elimina a maior parte da hemólise associada a essa doença. Após a esplenectomia, a fragilidade osmótica frequentemente melhora devido à diminuição do condicionamento esplênico e à menor perda de membrana das hemácias; a anemia, a reticulocitose e a hiperbilirrubinemia desaparecem. É controverso se todos os pacientes com esferocitose hereditária devem ser submetidos a esplenectomia. Alguns não recomendam a esplenectomia para pacientes cujos valores de hemoglobina excedam 10 g/dL e cuja percentagem de reticulócitos seja <10%. Deve ser administrado ácido fólico, 1 mg por dia, para prevenir a deficiência e a consequente diminuição da eritropoiese. Para doentes com anemia e reticulocitose mais graves ou com crises hipoplásicas ou aplásicas, crescimento deficiente ou cardiomegalia, recomenda-se a esplenectomia após os 5-6 anos de idade para evitar o risco acrescido de sépsis pós-esplenectomia em crianças mais novas. A esplenectomia laparoscópica diminui o tempo de internamento hospitalar e substituiu a esplenectomia aberta em muitos doentes. As vacinas (conjugadas e/ou capsulares) para organismos encapsulados, como o pneumococo, o meningococo e o Haemophilus influenzae tipo b, devem ser administradas antes da esplenectomia e a penicilina V oral profiláctica (idade <5 anos, 125 mg duas vezes por dia; idade dos 5 anos até à idade adulta, 250 mg duas vezes por dia) deve ser administrada posteriormente. É frequente observar-se trombocitose pós-esplenectomia, mas não necessita de tratamento e normalmente resolve-se espontaneamente. A esplenectomia parcial (quase total) também pode ser útil em crianças com menos de 5 anos de idade e pode proporcionar algum aumento da hemoglobina e redução da contagem de reticulócitos, com potencial manutenção da função fagocítica e imunitária esplénica.

31-   A eliptocitose hereditária inclui todas as seguintes situações, exceto

a- A eliptocitose hereditária ligeira não produz sintomas.

A eliptocitose hereditária é herdada como uma doença dominante.

c-Estas anomalias morfológicas podem proporcionar resistência à infeção por malária.

d-A colelitíase pode ocorrer na infância tardia.

e-A eliptocitose hemolítica não pode produzir iterícia neonatal.

Resposta correcta e

A eliptocitose hemolítica pode produzir iterícia neonatal, embora a eliptocitose caraterística possa não ser evidente nessa altura.

32- A eliptocitose hereditária é uma doença menos comum e inclui todas as seguintes doenças, exceto

a-O exame de sangue é o teste mais importante para determinar a eliptocitose hereditária.

b - Incluem micrócitos, esferócitos e outros poiquilócitos.

c- Os doentes com hemólise crónica devem receber ácido fólico, 1 mg por dia.

d-A esplenectomia diminui a taxa de hemólise.

e - As hemácias no exame de sangue tornam-se normais após a esplenectomia.

Resposta correcta e

As hemácias no exame de sangue podem ser mais anormais após a esplenectomia, embora a hemoglobina aumente e os reticulócitos diminuam. Se a eliptocitose hereditária representa uma anormalidade morfológica no exame de sangue sem hemólise evidente, não é necessário tratamento. Os doentes com hemólise crónica devem receber ácido fólico, 1 mg por dia, para evitar uma deficiência secundária de ácido fólico. A esplenectomia diminui a hemólise e deve ser considerada se a hemoglobina for <10 g/dL e a contagem de reticulócitos for >10%.

33- Todas as seguintes condições estão associadas à doença da anemia hemolítica, exceto

a- Um agente infecioso pode alterar a membrana das hemácias.

b- A penicilina causa hemólise por ligação autoimune à membrana das hemácias.

c- Os anticorpos ligam-se às moléculas do fármaco nas hemácias, mediando a sua destruição no baço.

d- A quinina faz parte de um "complexo ternário", constituído pelo fármaco e por um antigénio da membrana das hemácias.

e- As anemias hemolíticas auto-imunes podem ser do tipo agudo e transitório com uma duração de 3-6 meses.

Resposta correcta b

Drogas (penicilina ou, às vezes, cefalosporinas) que causam hemólise pelo mecanismo do hapteno (imune, mas não autoimune) ligam-se firmemente à membrana das hemácias. Um agente infecioso pode alterar a membrana das hemácias de modo a torná-la "estranha" ou antigénica para o hospedeiro. Anticorpos se ligam a moléculas de drogas nas hemácias, mediando sua destruição no baço.

34- A anemia hemolítica autoimune inclui todas as seguintes situações, exceto a- O tipo mais grave ocorre predominantemente em crianças com menos de 2 anos de idade. b-Em crianças com mais de 12 anos de idade, a hemólise pode continuar durante muitos meses ou anos.

c- A taxa de mortalidade é de aproximadamente 10%

d- Esferocitose e policromasia consideráveis.

e- Pode ser encontrada uma contagem baixa de reticulócitos,

particularmente no início do episódio.

Resposta correcta a

As anemias hemolíticas auto-imunes podem ocorrer em qualquer um de 2 padrões clínicos gerais. O primeiro, um tipo agudo transitório que dura 3-6 meses e ocorre predominantemente em crianças com idades compreendidas entre os 2-12 anos, representa 70-80% dos doentes. É frequentemente precedido por uma infeção, geralmente respiratória. O início pode ser agudo, com prostração, palidez, iterícia, febre e hemoglobinúria, ou mais gradual, com principalmente fadiga e palidez. O baço geralmente está aumentado e é o principal local de destruição das hemácias revestidas de imunoglobulina G (IgG). As doenças sistémicas subjacentes são pouco frequentes. A resposta consistente à terapia com glicocorticóides, a baixa taxa de mortalidade e a recuperação completa são características da forma aguda. O outro padrão clínico envolve um curso prolongado e crónico, que é mais frequente em bebés e em crianças com mais de 12 anos de idade. A hemólise pode manter-se durante muitos meses ou anos. São frequentes as anomalias de outros elementos sanguíneos e a resposta aos glucocorticóides é variável e inconsistente. A taxa de mortalidade é de aproximadamente 10%, e a morte é frequentemente atribuída a uma doença sistémica subjacente.

35-   A anemia hemolítica autoimune inclui todas as seguintes afirmações verdadeiras, exceto

a- A síndrome de Evans é vigiada, porque eventualmente tem uma doença crónica.

b- Os anticorpos quentes pertencem mais frequentemente à classe

IgG.

c- Os anticorpos livres podem ser demonstrados no soro, o chamado teste direto de Coombs.

d- São necessárias 300 moléculas de IgG por célula para produzir uma reação positiva.

e- Ação dos glucocorticóides através do bloqueio da função dos macrófagos.

Resposta correcta C

É necessário um mínimo de 260-400 moléculas de IgG por célula na membrana das hemácias para produzir uma reação positiva. Os glicocorticoides diminuem a taxa de hemólise bloqueando a função dos macrófagos ao reduzir a expressão do recetor Fc, diminuindo a produção do autoanticorpo. Mais de 50% das hemácias circulantes podem ser reticulócitos, e hemácias nucleadas geralmente estão presentes. Em alguns casos, pode haver uma contagem baixa de reticulócitos, especialmente no início do episódio. Leucocitose é comum. A contagem de plaquetas em geral é normal, mas às vezes ocorre púrpura trombocitopênica imune concomitante (**síndrome de Evans**). O prognóstico dos doentes com síndrome de Evans é reservado, porque muitos têm ou acabam por ter uma doença crónica, incluindo o LES, uma síndrome de imunodeficiência ou uma doença linfoproliferativa autoimune.

Estes anticorpos são activos a 35-40 C (anticorpos "quentes") e pertencem mais frequentemente à classe IgG.

36-   Todas as seguintes afirmações são verdadeiras no tratamento da anemia hemolítica autoimune, exceto

a-Doses de prednisona até 6 mg/kg/24 horas podem ser necessárias.

b-A doença tende a regredir espontaneamente em poucas semanas ou meses.

c- O resultado do teste de Coombs pode permanecer positivo mesmo após o nível de hemoglobina voltar ao normal.

d- É seguro interromper a prednisona quando o resultado do teste direto de Coombs se torna negativo.

e- A plasmaférese é utilizada se a hemólise se mantiver grave apesar da terapia com glucocorticóides.

Resposta correcta e

A prednisona ou o seu equivalente é administrada numa dose de 2 mg/kg/24 h. Em alguns doentes com hemólise grave, podem ser necessárias doses de prednisona até 6 mg/kg/24 h para reduzir a taxa de hemólise. O tratamento deve ser continuado até que a taxa de hemólise diminua e, em seguida, a dose deve ser reduzida gradualmente.

Se ocorrer uma recaída, pode ser necessário retomar a dose completa. A doença tende a regredir espontaneamente dentro de algumas semanas ou meses. O resultado do teste de Coombs pode permanecer positivo mesmo depois de o nível de hemoglobina voltar ao normal. Em geral, é seguro interromper a prednisona quando o resultado do teste de Coombs direto se torna negativo. Quando a anemia hemolítica permanece grave apesar da terapia com glucocorticóides, ou se forem necessárias doses muito elevadas para manter um nível razoável de hemoglobina, pode ser tentada a imunoglobulina intravenosa. O rituximab, um anticorpo monoclonal que tem como alvo os linfócitos B, a fonte de produção de anticorpos, tem sido útil em casos crónicos refractários à terapêutica convencional. A plasmaférese tem sido utilizada em casos refractários, mas geralmente não é útil. A esplenectomia pode ser benéfica, mas é complicada por um risco elevado de infeção com organismos encapsulados, particularmente em doentes com menos de 6 anos.

37- As anemias hemolíticas auto-imunes associadas aos anticorpos "Cold" incluem todas as seguintes situações, exceto

a- Os anticorpos "frios" aglutinam as hemácias a temperaturas <37C.

b- O volume corpuscular médio pode estar elevado.

c- Títulos muito elevados de anticorpos levam à ocorrência de hemólise extravascular grave

d- Grandes quantidades de complemento nas hemácias na doença por aglutinina a frio.

e- Os glucocorticóides são menos eficazes na doença da aglutinina fria.

Resposta correcta c

Quando estão presentes títulos muito elevados de anticorpos contra o frio e activos perto da temperatura corporal, pode ocorrer hemólise intravascular grave com hemoglobinemia e hemoglobinúria, que pode aumentar com a exposição do doente ao frio. Foi relatado um tratamento bem sucedido da doença por aglutininas frias com o anticorpo monoclonal rituximab, que elimina eficazmente os linfócitos B. Os doentes devem evitar a exposição ao frio. Os doentes devem evitar a exposição ao frio. A esplenectomia não é útil na doença da aglutinina fria. -Os anticorpos "frios" aglutinam hemácias a temperaturas inferiores a 37°C. São principalmente da classe IgM e requerem complemento para atividade hemolítica. O volume corpuscular médio pode ser elevado devido à aglutinação de hemácias. Cada molécula de IgM tem o potencial de ativar uma molécula de C1, de modo que grandes quantidades de complemento são encontradas nas hemácias na doença por aglutinação a frio. Os glicocorticoides são muito menos eficazes na doença por aglutinação a frio do que na doença por anticorpos quentes

38- A hemoglobinúria paroxística a frio inclui todas as seguintes situações, exceto

a- Mediada por um auto-anticorpo IgM reativo ao frio.

b- As hemácias são lisadas à medida que a temperatura aumenta.

c-A maioria dos casos está associada a infecções virais inespecíficas.

d-Estão raramente associados a sífilis congénita ou adquirida.

e- Isto pode ser responsável por 30% dos episódios de hemólise imune em crianças.

Resposta correcta a

É mediada pela hemolisina de Donath-Landsteiner, que é um auto-anticorpo IgG reativo ao frio com especificidade anti-P. O tratamento inclui transfusão para anemia grave e evitar temperaturas ambientes frias. Mediada pela hemolisina de Donath-Landsteiner, que é um auto-anticorpo IgM reativo ao frio. Esse anticorpo fixa grandes quantidades de complemento no frio, e as hemácias são lisadas com o aumento da temperatura. A maioria dos casos é autolimitada e, em geral, está associada a infecções virais inespecíficas.

39- Uma criança de 3 anos apresenta petéquias após uma doença diarreica e tem trombocitopenia e hipertensão. Os seus exames de fezes são positivos para E. coli 0157: H7. Qual destes resultados laboratoriais seria de esperar?

a-Trombocitose

b-Teste direto de Coombs positivo.

c-Haptoglobina elevada

d-Baixo LDH

e - Nível elevado de creatinina.

Resposta correcta e

Esta criança tem uma síndrome hemolítico-urémica (HUS) secundária a E. coli enterotóxica. As crianças apresentam-se com dor abdominal e febre. A SHU é caracterizada pela tríade de anemia hemolítica microangiopática, trombocitopenia e insuficiência renal aguda. Dada a hipertensão deste doente, é provável que tenha evidências laboratoriais de lesão renal aguda, tal como se observa com uma creatinina elevada. A SHU leva a hemólise intravascular. Por isso, a contagem de hemácias deve ser baixa e fragmentos de hemácias (esquistócitos) são vistos com frequência no esfregaço de sangue. A hemólise leva a uma diminuição da haptoglobina, que se liga à hemoglobina das células hemolisadas, e a uma elevação da LDH devido à lise celular. O teste de Coombs direto, no entanto, é negativo porque os doentes com SHU não têm uma hemólise mediada por anticorpos.

40- A hemólise de fragmentação inclui todas as seguintes situações, exceto

a - O dano pode ser microvascular quando as hemácias são cortadas pela fibrina nos capilares.

b-Os vasos maiores podem estar envolvidos na síndrome de Kasabach-Merritt.

c-O exame de sangue mostra muitos "esquistócitos", ou células fragmentadas.

d- A deficiência secundária de ferro pode complicar a hemólise intravascular.

e-A transfusão de sangue é o tratamento ideal.

Resposta correcta e
Nas anemias hemolíticas, a destruição dos glóbulos vermelhos pode ocorrer devido a lesões mecânicas, pois as células atravessam um leito vascular danificado. O tratamento deve ser direcionado para a doença de base, e o prognóstico depende da eficácia desse tratamento. O dano pode ser microvascular, quando as hemácias são cortadas pela fibrina nos capilares durante a coagulação intravascular ou quando a doença renovascular acompanha a síndrome hemolítico-urêmica ou a púrpura trombocitopênica trombótica. Vasos maiores podem estar envolvidos

na síndrome de Kasabach-Merritt (hemangioma gigante e trombocitopenia) ou quando uma válvula cardíaca de substituição está mal epitelizada. O exame de sangue mostra muitos "esquistócitos", ou células fragmentadas, bem como policromatofilia, reflectindo a reticulocitose. A deficiência secundária de ferro pode complicar a hemólise intravascular devido à perda urinária de hemoglobina e de ferro hemossiderina.

41- Todas as seguintes afirmações são verdadeiras sobre a anemia, exceto :
a- Queimaduras extensas podem lesar diretamente as hemácias e causar hemólise. b- A anemia da uremia é de origem multifatorial.
c- Alguns pacientes com doença hepática têm muitas hemácias em alvo no exame de sangue.
d- A hemólise esferocítica também pode ser observada após picadas de várias serpentes .

e- O produto metabólico hepático tem efeito direto sobre as hemácias, levando à hemólise.

Resposta correcta e

Uma alteração na proporção entre colesterol e fosfolipídios no plasma pode resultar em mudanças na composição da membrana das hemácias e encurtamento de sua vida útil. Queimaduras extensas podem danificar diretamente as hemácias e causar hemólise que resulta na formação de esferócitos. A anemia da uremia é de origem multifatorial. A produção de EPO pode estar diminuída e a medula suprimida por metabólitos tóxicos. Alguns pacientes com doença hepática têm muitas hemácias-alvo no exame de sangue, enquanto outros têm preponderância de células especulares. Essas alterações morfológicas refletem as alterações na composição lipídica do plasma.
42- A anemia hemolítica da doença de Wilson inclui todas as seguintes situações, exceto

a-A anemia hemolítica pode preceder em anos o aparecimento de sintomas hepáticos.

b- A hemólise resulta dos efeitos tóxicos do cobre livre na membrana das hemácias.

c- A análise do sangue mostra sempre um grande número de esferócitos.

d- O diagnóstico precoce da doença de Wilson permite o tratamento profilático com penicilamina.

e-A anemia hemolítica aguda pode preceder os sintomas neurológicos
.

Resposta correcta c

O exame de sangue frequentemente (mas nem sempre) mostra um grande número de esferócitos e o resultado do teste de Coombs é negativo. Um episódio agudo e autolimitado de anemia hemolítica pode preceder em anos o aparecimento de sintomas hepáticos ou neurológicos na doença de Wilson. Esse evento parece resultar dos efeitos tóxicos do cobre livre sobre as hemácias. O diagnóstico precoce da doença de Wilson permite o tratamento profilático com penicilamina e a prevenção de doença hepática e neurológica, sendo importante a avaliação correcta deste tipo raro de hemólise.

43-   Todas as afirmações seguintes são verdadeiras na anemia hemolítica autoimune, exceto a-A anemia hemolítica autoimune no adolescente ocorre frequentemente após uma infeção b-Autoanticorpos IgG reactivos a quente levam a hemólise extra-vascular.
c-Hemoglobinúria paroxística a frio, comum após doenças virais.

d- Doença da aglutinina fria mediada por IgM, que pode causar hemólise extravascular ou intravascular.

A e-Lactato desidrogenase pode estar elevada.

Resposta correcta a

A anemia hemolítica autoimune em bebés e crianças pequenas ocorre frequentemente após uma infeção, enquanto nos adolescentes é mais provável que esteja associada a uma doença sistémica subjacente. Uma segunda forma de AIHA primária em crianças é a hemoglobinúria paroxística pelo frio. É comum após doenças virais e é causada por um autoanticorpo IgG que provoca hemólise intravascular em temperaturas frias, mas se liga ao complemento a 37°C. Uma terceira forma de AIHA primária é a doença da aglutinina fria mediada por IgM, que pode causar hemólise extravascular ou intravascular. Embora esta entidade seja mais comum em adultos, pode ocorrer em crianças em associação com infecções por Mycoplasma. As concentrações de desidrogenase láctica ou de aspartato aminotransferase podem estar elevadas porque são libertadas do eritrócito durante a hemólise.

44-   Qual das seguintes doenças tem uma fragilidade osmótica diminuída?

a. HS b. Eliptocitose hereditária

c. Xerocitose hereditária

d. Estomatocitose/hidrocitose hereditária.

e- G6PD.

Resposta correcta c.

A fragilidade osmótica tem sido tipicamente aumentada na HS e na eliptocitose hereditária. Existem dois tipos de estomatocitose hereditária: a xerocitose hereditária (defeito de permeabilidade complexo devido ao aumento dos lípidos da membrana) e a estomatocitose hereditária - hidrocitose. A OF está diminuída na xerocitose e aumentada na hidrocitose.

45- Quais são as deficiências proteicas dominantes mais comuns na esferocitose hereditária?

a-Anquirina

b-Banda 3

c-Espectrina

d-Proteína 4.2

e-glucoforina

Resposta correcta a

As mutações da anquirina são responsáveis por 50-67% dos casos de HS. Em muitos doentes, tanto a espectrina como a anquirina são deficientes. As mutações da anquirina ocorrem tanto nas formas dominantes como recessivas da HS. A evolução clínica varia de ligeira a grave. Os glóbulos vermelhos são tipicamente esferócitos. As mutações da α-espectrina ocorrem na HS recessiva e representam menos de 5% da HS. A evolução clínica é grave.
São observadas células contraídas, poiquilócitos e esferócitos. As mutações da β-espectrina ocorrem na HS dominante e são responsáveis por 15-20% da HS. A evolução clínica é ligeira a moderada. São observados acantócitos, eliptócitos esferocíticos e esferócitos.

46- Qual a percentagem de células esferocíticas observada na esferocitose hereditária?

a-20%

b-30%

c-40%

d-60%

e-90%

Resposta correcta d

Esferócitos, microesferócitos (variam em número); células hiperdensas com ou sem policromasia. A percentagem de microesferócitos é o melhor indicador da gravidade da doença, mas não é um bom discriminador do genótipo da SH. As células hiperdensas são observadas na doença HbSC, na doença HbCC e na xerocitose. Na HS, as células hiperdensas são um indicador fraco da gravidade da doença, mas uma caraterística discriminante eficaz do fenótipo da HS.

47-   Qual das seguintes afirmações não é verdadeira em relação à eliptocitose/pirropoiquilocitose hereditária?

a- Redução acentuada do VCM e MCHC elevado

b- Esplenomegalia.

c-Pode ser causada por um defeito na proteína 4.1

d- Eliptocitose hereditária grave presente num dos pais ou num irmão.

Os e-Eliptócitos aparecem no sangue após os 4-6 meses de idade.

Resposta correcta d

O grau de hemólise não se correlaciona com o número de eliptócitos no esfregaço de sangue periférico. Nível de hemoglobina reduzido para 7-9 g/dl. Redução acentuada do VCM e elevação do CHCM. Icterícia. Esplenomegalia. Fragilidade osmótica e auto-hemólise aumentadas. EH ligeira presente num progenitor ou irmão Os eliptócitos aparecem no sangue após 4-6 meses de idade.

48-   Quais são os índices de eritrócitos habitualmente compatíveis com o diagnóstico de esferocitose hereditária?

a- MCV baixo, MCHC elevado, RDW aumentado.

b- MCV baixo, MCHC aumentado, RDW diminuído.

c- MCV elevado, MCHC aumentado, RDW aumentado.

d - MCV elevado, MCHC aumentado, RDW diminuído.

e- MCV normal, MCHC baixo, RDW diminuído.

Resposta correcta a

O VCM está geralmente diminuído; a concentração de hemoglobina corpuscular média (CHCM) está aumentada e o RDW está elevado. A MCHC está aumentada na HS, na xerocitose hereditária, na piropoiquilocitose hereditária (HPP), na deficiência de piruvato quinase (PK) (que tem xerocitose adquirida) e na doença da aglutinina fria. A presença de RDW e MCHC elevados (realizados por instrumentos de impedância de abertura, por exemplo, Coulter) torna a probabilidade de HS muito elevada, porque estes dois testes utilizados em conjunto são muito específicos para HS.

49- Qual das seguintes situações não ocorre na pós-esplenectomia?

a-Neutrofilia.

b-Trombocitose.

c- Corpos de Howell-Jolly.

d-Células alvo.

e- Célula de rebarba.

Resposta correcta e

Alterações pós-esplenectomia - Células-alvo - Corpos de Howell-Jolly (restos nucleares, inclusão única grande) - Acantócitos - Corpos de Pappenheimer (perifericamente presentes, compostos por hemossiderina) - Neurtofilia (precocemente após a esplenectomia) - Linfocitose - Trombocitose - Plaquetas gigantes.

50- Qual é a composição dos lípidos na membrana das hemácias?

a-10%.

b-20%.

c- 30% .

d-40%.

e-50%.

Resposta correcta e

Os lípidos constituem 50-60% da membrana dos glóbulos vermelhos. Alterações maciças nas concentrações séricas de lípidos podem provocar alterações na membrana dos glóbulos vermelhos e levar a alterações na forma dos mesmos.

51- A estomatocitose hereditária inclui todas as seguintes situações, exceto

a- Anemias hemolíticas de herança dominante.

b- Aumento da permeabilidade catiónica dos glóbulos vermelhos.

c-Os tipos hidrocíticos têm uma fragilidade osmótica aumentada.

d-Hemólise moderada a grave e microcitose.

e- Os doentes desenvolvem habitualmente iterícia e colelitíase.

Resposta correcta d

A quantidade de influxo de Na^+ excede o efluxo de K^+ e as células desenvolvem subsequentemente um aumento do conteúdo de catiões e de água, inchando assim. A variante hidrocítica é a forma mais grave de estomatocitose hereditária e caracteriza-se por hemólise moderada a grave, macrocitose e um grande número de estomatócitos no esfregaço sanguíneo. Os doentes desenvolvem habitualmente iterícia, esplenomegalia e colelitíase.

52- A variante xerocítica da estomatocitose hereditária inclui todas as seguintes situações, exceto

a- Geralmente resulta em anemia grave nos doentes afectados.

b- Apresentação neonatal variável.

c- Pode estar associada a uma síndrome de edema perinatal e ascite.

d-Aumento da concentração média de hemoglobina corpuscular (MCHC) .

e-Tipicamente iterícia e esplenomegalia.

Resposta correcta a

Subsequentemente, o eritrócito desenvolve uma diminuição do conteúdo de água intracelular e fica desidratado. Os doentes afectados pela variante xerocítica apresentam uma anemia hemolítica macrocítica compensada ligeira, um número variável de estomatócitos e/ou células-alvo no esfregaço periférico.

53- A hemoglobinúria paroxística nocturna inclui todas as seguintes situações, exceto (HPN):
a-Anormalidade das células estaminais da medula óssea que afecta cada linhagem de células sanguíneas. b-A doença não é hereditária; é uma perturbação adquirida da hematopoiese. c-Defeito nas proteínas da membrana celular danificadas pelas proteínas do complemento. d-A maioria dos doentes pediátricos tem anemia crónica .
e-As tromboses e os fenómenos tromboembólicos são complicações graves. Resposta correcta d
Cerca de 60% dos doentes pediátricos têm insuficiência medular e os restantes têm anemia intermitente ou crónica, frequentemente com hemólise intravascular proeminente.

54- A hemoglobinúria paroxística nocturna inclui todas as seguintes situações, exceto a (HPN) que reflecte uma
a-Dores abdominais, nas costas e na cabeça podem ser proeminentes. b-A pancitopenia pode preceder ou seguir o início da HPN. c-A HPN raramente progride para leucemia mieloide aguda. d-A mortalidade devida a anemia aplástica ou complicações trombóticas.
O teste e- (Ham) ou o teste de lise da sacarose é o teste de diagnóstico de eleição para a HPN. Resposta correcta e
Teste de hemólise do soro acidificado (Ham) ou teste de lise da sacarose. Estes testes activam as vias alternativa e clássica de lise do complemento, respetivamente. A hemossiderinúria é comum e reflecte hemólise intravascular crónica. Também são encontrados níveis marcadamente reduzidos da atividade da acetilcolinesterase e do fator acelerador de decaimento das hemácias. A citometria de fluxo é

atualmente o teste diagnóstico de escolha para a HPN. Com o uso de anti-CD59 para hemácias e anti-CD55 e anti-CD59 para granulócitos.

55- A acantocitose é caracterizada por todas as seguintes características, exceto a-RBCs com projecções circunferenciais irregulares e pontiagudas.

b-Isto deve-se a alterações na relação colesterol:fosfolípidos em alguns doentes com

c-doença hepática e na abetalipoproteinemia congénita a ela associada.

d-Está associada à síndrome de McLeod ligada ao X.

e-É semelhante aos equinócitos ou "células de rebarba" na morfologia.

Resposta correcta e

A acantocitose é caracterizada por hemácias com projecções circunferenciais irregulares e pontiagudas. Esse achado morfológico é observado com alterações na relação colesterol:fosfolipídios em alguns pacientes com doença hepática e na abetalipoproteinemia congênita associada a má absorção, anormalidades neuromusculares e retinite pigmentosa.Também está associada à rara síndrome de McLeod ligada ao X, que inclui ausência do antígeno Kx (Kell), miopatia de início tardio, anormalidades neurológicas como coreia, esplenomegalia e hemólise com acantocitose. São vistos frequentemente como artefato e menos frequentemente na doença renal terminal e em alguns pacientes com doença hepática.

56- As estomatocitoses hereditárias incluem todas as seguintes características, exceto: a- Um modo de hereditariedade autossómico dominante.
b-Estomatocitose sobre-hidratada associada a um aumento da fragilidade osmótica. c-Estomatocitose desidratada associada a uma diminuição da fragilidade osmótica. d-Hemólise ligeira a moderada

que ocasionalmente requer transfusão. e-Esplenectomia deve ser utilizada se for necessária uma transfusão frequente.

Resposta correcta e

A maioria dos doentes apresenta hemólise ligeira a moderada que, ocasionalmente, requer transfusão. A esplenectomia deve ser evitada nestas síndromes, uma vez que parece haver um achado consistente de complicações tromboembólicas venosas significativas pós-esplenectomia nestas doenças.

57- A acantocitose hereditária inclui todas as seguintes características, exceto a-Tem o mesmo comprimento e largura, distribuindo-se regularmente na superfície dos glóbulos vermelhos. b-Existem vários síndromes genéticos associados à acantocitose. c-O modo de hereditariedade é autossómico recessivo.
d- Acantocitose associada a má absorção de gorduras grave.
e- Anemia hemolítica ligeira com 10-80% de acantócitos.

Resposta correcta a

Os acantócitos têm projecções semelhantes a espinhos que variam em comprimento e largura e estão irregularmente distribuídos pela superfície dos glóbulos vermelhos.

58- A hemoglobinúria paroxística nocturna (HPN) é caracterizada por todas as seguintes características, exceto

a-A expansão clonal não maligna de células estaminais hematopoiéticas .

As hemácias b aumentam a sensibilidade à hemólise induzida pelo complemento.

c-Aumento da expressão de CD55 e CD59 nos tipos I, II e III.

d-Os níveis de antitrombina (AT), proteína C e proteína S são normais

.

e-Macrocitose com displasia eritroide da medula óssea.

Resposta correcta c

PNH tipo I: Expressão normal de CD59. HPN tipo II: Expressão parcialmente deficiente ou residual de CD59. HPN tipo III: Ausência total de expressão de CD59.

59- As complicações da HPN incluem todas as seguintes, exceto

a- Hemólise extravascular.
b-Trombose venosa.

c- Anemia aplástica.

d-Evolução para mielodisplásica ou LMA

e-Infecciosa sino-pulmonar ou transmitida pelo sangue.

Resposta correcta a

Pode também ocorrer hemólise intravascular, hemoglobinúria e disfagia.

60- A esferocitose hereditária inclui todas as seguintes situações, exceto

a- MCHC superior a 36 g/dL sugere fortemente o diagnóstico de esferocitose hereditária

b-Pacientes com anemia hemolítica autoimune também podem ter esferócitos

c- História familiar deste hemolítico hereditário.

d-É um defeito na enzima eritrocitária.

e - O tratamento da esferocitose hereditária é essencialmente de suporte.

Resposta correcta d

61- A esferocitose hereditária (HS) inclui todas as seguintes situações, exceto a-Presença de esferócitos no esfregaço periférico com uma MCHC elevada.

b-Transfusões raramente são necessárias .

c-Os esferócitos também são observados na deficiência de glucose-6-fosfato desidrogenase. d-O teste de fragilidade osmótica é quase sempre diagnóstico .

e- A combinação de MCHC e RDW elevados é quase 100% específica para HS.

Resposta correcta d

Embora as transfusões raramente sejam necessárias para pacientes com essa condição, o monitoramento cuidadoso da hemoglobina e da contagem de reticulócitos é importante para detetar hemólise excessiva ou aplasia de eritrócitos que necessite de intervenção mais agressiva. A HS é a causa hereditária mais comum de anemia hemolítica, e a história de anemia do pai contribui para a probabilidade deste diagnóstico. Embora os esferócitos sejam característicos da HS, não são diagnósticos. Podem ser observados em muitas outras condições, como anemia hemolítica autoimune, deficiência de glicose-6-fosfato desidrogenase, incompatibilidade ABO, envenenamento, queimaduras e anemia hemolítica microangiopática. O teste padrão para confirmar a HS é o teste de fragilidade osmótica. No entanto, este teste pode produzir resultados normais em 20% a 30% dos doentes, especialmente na presença de numerosos reticulócitos que são mais resistentes à lise em solução hipotónica do que os esferócitos maduros. A incubação dos glóbulos vermelhos durante 24 horas produz um teste de fragilidade osmótica mais fiável. A combinação de MCHC elevada e largura de distribuição dos eritrócitos é quase 100% específica para HS. Os testes mais recentes para a HS incluem o teste de lise com glicerol acidificado, o teste de crio-hemólise e um teste de citometria de fluxo. Existem numerosos genótipos associados à HS e os testes genéticos podem vir a estar disponíveis, mas provavelmente não afectarão a abordagem clínica imediata. Os doentes com SH podem ter dois tipos de crises: hemolíticas e aplásticas. As crises hemolíticas são mais comuns e geralmente desencadeadas por uma doença viral

62- Um rapaz de 48 meses apresenta-se com palidez e iterícia. Sofreu recentemente uma infeção do trato respiratório superior. A sua hemoglobina é de 8 g/dl e apresenta um ligeiro aumento dos reticulócitos. A sua análise de sangue mostra esferócitos, aglutinados de glóbulos vermelhos e eritrofagocitose por neutrófilos. O teste direto de antiglobulina (DAT) detecta C3 mas não detecta a imunoglobina. Qual é o diagnóstico mais provável?

a-Anemia megaloblástica

b-Hemoglobinúria paroxística a frio.

c-Hemoglobinúria paroxística nocturna.

d-Hemoglobina instável

e-Anemia falciforme.

Resposta correcta b

O exame de sangue é típico de hemoglobinúria paroxística a frio e, embora a hemólise seja mediada por IgG, o DAT detecta apenas o complemento. O número de reticulócitos frequentemente não aumenta no início da doença. Característica da doença da hemoglobina instável é a presença de inclusões de hemoglobina desnaturada precipitada, denominadas corpos de Heinz, nos glóbulos vermelhos. A eritrofagocitose também é causada por outras doenças, como a anemia falciforme, a mordedura de cobra e em doentes com neoplasias malignas clonais da hematopoiese com mielodisplasia, mas não são encontradas características da anemia falciforme.

Bibliografia

I. Lanzkowsky P. Classificação e diagnóstico de anemia em crianças. InLanzkowsky's Manual of Pediatric Hematology and Oncology 2016 Jan 1 (pp. 32-41). Imprensa académica.

II. Goudarzipour K, Amiri V, Eshghi P. Successful Splenectomy Management in a Patient With Moderate Fator VII Deficiency and Concomitant Severe Hereditary Spherocytosis. Jornal de hematologia/oncologia pediátrica. 2021 Mar 26;43(2(sad)e243-5.

III. Isaranimitkul D. Abordagem diagnóstica das crianças anémicas. Revista Médica Vajira: Jornal de Medicina Urbana.

2018 Jun 1;62(Suplemento(triste)S45-56

IV. Güngor A, Yarali N, Fettah A, Ok-Bozkaya Î, Ozbek N, Kara A. Hereditary spherocytosis: Avaliação retrospetiva de 65 crianças. Jornal Turco de Pediatria. 2018 May 1;60(3).

V. Gupta V, Shukla J, Bhatia BD. Anemia hemolítica autoimune. O Jornal Indiano de Pediatria. 2008 May;75(5(sad)451-4.

VI. Brugnara C, Oski FA, Nathan DG. 10 Diagnostic Approach to the Anemic Patient (Abordagem Diagnóstica ao Paciente Anémico). E-Book de Hematologia da Infância e da Criança de Nathan e Oski. 2008 Dez 16:455.

VII. Lanzkowsky P, editor. Manual de hematologia e oncologia pediátrica. Elsevier; 2005 Jun 6.

VIII. Brodsky RA: Avanços no diagnóstico e na terapia da hemoglobinúria paroxística nocturna. *BloodRev* 2008; 22:65-74.

IX. Rosse WF, Nishimura J: Manifestações clínicas da hemoglobinúria paroxística nocturna: estado atual e problemas futuros. *Int J Hematol* 2003; 77:113-120.

X. Van den Heuvel-Eibrink MM, Bredius RG, te Winkel ML, et al: Hemoglobinúria paroxística nocturna na infância (PHH): um relatório de 11 casos nos Países Baixos. *Br JHaematol* 2005; 128:571-577.

XI. Bruce LJ, Guizouarn H, Burton NM, et al: A fuga de catiões monovalentes em glóbulos vermelhos estomatocíticos sobre-hidratados resulta de aminoácidos

substituições no gene Rh-associado glicoproteína. *Sangue* 2009; 113:1350-1357.

XII. Montel-Hagen A, Kinet S, Manel N, et al: Erythrocyte Glut 1 triggers
absorção de ácido dehidroascórbico em mamíferos incapazes de sintetizar vitamina C. *Cell* 2008; 132:1039-1048.

Hemoglobinopatia

1- A metemoglobinemia hereditária inclui todas as seguintes situações, exceto

a-A molécula de ferro da hemoglobina encontra-se normalmente no estado ferroso (Fe^{2+}).

b-Apenas 1% da hemoglobina está no estado férrico normalmente.

A c-MetHb pode estar aumentada na deficiência da citocromo b5 redutase.

d-A metemoglobinemia tóxica é muito mais comum do que a hereditária.

e-As crianças mais velhas são mais vulneráveis à oxidação da hemoglobina do que as crianças pequenas.

Resposta correcta e

Bebês são particularmente vulneráveis à oxidação da hemoglobina porque suas hemácias têm metade da quantidade de citocromo b5 redutase observada em adultos.

2- A metemoglobinemia hereditária (MetHb) inclui todas as seguintes situações, exceto

a-A hemoglobina fetal é mais suscetível à oxidação do que a hemoglobina A.

b-Um nível de 30% de MetHb é letal.

c-Metemoglobinemia ocorreu em bebés que tomam água rica em nitratos.

d-Ocorreu em alguns bebés com gastroenterite grave e acidose.

e-A metemoglobina pode colorir o sangue de castanho.

Resposta correcta b

Quando os níveis de MetHb são superiores a 1,5 g/24 horas, a cianose é visível (15% de MetHb); um nível de 70% de MetHb é letal. O nível é geralmente relatado como uma percentagem da hemoglobina normal, e o nível tóxico é menor num nível de hemoglobina mais baixo. A metemoglobinemia foi descrita em bebés que ingeriram alimentos e água ricos em nitratos, que foram expostos a géis de dentição de anilina ou a outros produtos químicos, e em alguns bebés com gastroenterite grave e acidose. A metemoglobina pode colorir o sangue de castanho.

3-   A metemoglobinémia hereditária com deficiência da NADH citocromo b5 redutase inclui todas as doenças, exceto

a-Tipo II, é a forma mais comum.

b-Clinicamente, a intensidade da cianose varia consoante a estação do ano e a dieta.

c - O tratamento oral diário com ácido ascórbico reduz gradualmente a metemoglobina.

O azul de d-metileno administrado por via intravenosa é utilizado para tratar a metemoglobinemia tóxica.

Resposta correcta a

O azul de metileno não deve ser utilizado em doentes com deficiência de G6PD. Este tratamento é ineficaz e pode causar hemólise oxidativa grave. A metemoglobinémia hereditária com deficiência da NADH citocromo b5 redutase é um grupo de doenças raras classificadas em 4 tipos. No tipo I, a forma mais comum, a deficiência da atividade do NADH citocromo b5 é encontrada apenas nas hemácias. No tipo II, a deficiência enzimática está presente em todos os tecidos e, portanto, apresenta sintomas mais significativos que começam na infância com encefalopatia, retardo mental, espasticidade, microcefalia e retardo de crescimento. No tipo III, a deficiência ocorre em leucócitos, plaquetas e hemácias. No tipo IV, a deficiência está localizada apenas no citocromo b5 das hemácias. O tratamento oral diário com ácido ascórbico (200-500 mg/dia em doses divididas) reduz gradualmente a metemoglobina a cerca de 10% do pigmento total e alivia a cianose enquanto o tratamento for continuado. O azul de metileno administrado por via intravenosa (1-2 mg/kg inicialmente) é utilizado para tratar a metemoglobinemia tóxica. Pode ser administrada uma dose oral (100-300 mg PO por dia) como terapêutica de manutenção.

4- As síndromes de persistência hereditária da hemoglobina fetal HPFH incluem todas as seguintes situações, exceto

a-Mutações levam à diminuição da produção de uma ou de ambas as β- e δ- globinas.

b-Na forma homozigótica, não estão presentes quaisquer manifestações de talassemia.

c - Existe apenas Hb F com anemia muito ligeira e microcitose ligeira.

d-Quando herdada com outras hemoglobinas variantes, a hemoglobina F é elevada para o intervalo de 20-30%.

e- Quando herdada com Hb S, há um aumento da gravidade da doença falciforme.

Resposta correcta e

O bebé nasce apenas com Hb F ou, em alguns casos, com Hb F e Hb E (heterozigotia para β-talassemia zero). Eventualmente, há anemia grave, reticulocitopenia, numerosos eritrócitos nucleados e microcitose com quase nenhum eritrócito de aparência normal no esfregaço periférico

5- A talassemia inclui todas as seguintes situações, exceto

a- os produtos sanguíneos com redução de leucócitos são

necessários para a transfusão.

b- Se o transplante de medula óssea for possível, o sangue para transfusão deve ser negativo para o citomegalovírus

c- nível de hemoglobina pré-transfusional entre 9,5 e 10,5 g/dL.

d- A ferritina sérica é útil para avaliar as tendências do equilíbrio do ferro.

e- A biópsia hepática é melhor do que a ressonância magnética para determinar a reserva de ferro dos doentes. Resposta correcta e

Uma razão para a preferência da RMN T2* em relação à biopsia hepática é que as reservas de ferro no fígado podem não refletir com precisão as alterações cumulativas do ferro cardíaco. Os doentes podem ter uma sobrecarga de ferro cardíaco na altura de uma medição segura do ferro hepático. Muitos centros de talassemia monitorizam agora o ferro cardíaco com imagens de RMN T2*.

6- O tratamento da talassemia inclui todos os seguintes aspectos, exceto

a- A deferoxamina é administrada por via subcutânea durante 10-12 horas, 5-6 dias por semana. b- Os efeitos secundários da deferoxamina incluem displasia óssea com encurtamento do tronco. c- Foi demonstrado que a deferoxamina 24 horas reverte a cardiomiopatia. d- O quelante de ferro intravenoso deferasirox é administrado mensalmente. e-O transplante de células estaminais hematopoiéticas curou algumas β-talassemias. Resposta correcta d

O quelante de ferro oral deferasirox (Exjade) é administrado mensalmente

7- Todas as seguintes afirmações são verdadeiras na talassemia B, exceto

a-Talassemia intermédia é uma anemia microcítica com hemoglobina de cerca de 7 g/dL.

b- A hematopoiese extramedular pode ocorrer no canal vertebral.

c- A esplenectomia pode ser indicada em doentes com talassemia intermédia.

d- O traço de talassemia é frequentemente diagnosticado erradamente como deficiência de ferro nas crianças.

e- A presença de um traço de α-talassemia que conduz a uma anemia mais grave.

Resposta correcta e

As β-talassemias são influenciadas pela presença de α-talassemia: o traço de α-talassemia conduz a uma anemia menos grave e a duplicação dos genes α ($\alpha\alpha Z\alpha\alpha$) conduz a uma talassemia mais grave.

8- A α-talassemia inclui todas as seguintes situações, exceto
a-Identificada por um aumento da produção de hemoglobina de Bart (γ_4) durante o período fetal. b-As mutações de Constant Spring (a^{CS} a) provocam uma anemia mais grave.
c-O diagnóstico definitivo da doença Hb H requer uma análise do ADN .
d-A deleção de 2 genes da α-globina resulta no traço de α-talassemia.
e-Distinguir entre deficiência de ferro e α-talassemia através de MCV e MCH

Resposta correcta e
Pensa-se normalmente que as crianças com uma deleção de 2 genes da α-globina têm deficiência de ferro, dada a presença de MCV e MCH baixos. A abordagem mais simples para distinguir entre a deficiência de ferro e o traço de α-talassemia é através de uma boa história alimentar. As crianças com anemia por deficiência de ferro têm frequentemente uma dieta pobre em ferro. Em alternativa, um breve curso de suplementação de ferro, juntamente com a monitorização dos parâmetros eritrocitários, pode confirmar o diagnóstico de deficiência de ferro, ou pode ser necessária uma análise da deleção do gene da α-globina.

8- Uma doente de catorze meses apresenta uma anemia ligeira (Hb 10 g/dL) e ferro sérico normal. O VCM 54 e as investigações anteriores durante o período neonatal mostraram uma pequena hemoglobina de Bart e uma eletroforese de hemoglobina normal. A sua suspeita é que ela tenha :

a-B-talassemia major

Traço de b-α-talassemia

c- Traço de β-talassemia

d-Doença da hemoglobina H

e- α-Talassemia major.

Resposta correcta b

A hemoglobina Barts é um tetrâmero de 4 cadeias de γ-globina. A presença de hemoglobina Barts no período neonatal indica que existe um excesso de cadeias de γ-globina em relação às cadeias de α-globina.

9- Se o bebé nasceu de pais que têm ambos β-talassemia minor devido a mutações β0 e se verificar que tem uma hemoglobina normal à nascença. O que se segue em relação a este recém-nascido

a- não tem talassemia major.

O diagnóstico da b-talassemia ocorre geralmente após um ano de idade.

c-A eletroforese da hemoglobina deve ser feita ao nascimento.

d-O doente tem 100% de hipóteses de ter traço talassémico.

e-O doente tem 75% de hipóteses de ter talassemia major.

Resposta correcta c

Crianças nascidas de pais heterozigotos para mutações da β-globina talassémica têm 50% de probabilidade de herdar um alelo mutante da talassemia e 25% de herdar os dois alelos mutantes. Deve ser feita uma eletroforese de hemoglobina à nascença. A eletroforese de hemoglobina identificará os doentes com β-talassemia major que não sintetizam cadeias de β-globina, porque mostrará apenas a presença de hemoglobina F, sem qualquer hemoglobina A.

10- Qual das seguintes afirmações sobre a β-talassemia major está correcta?

a-Os doentes têm um aumento da hemoglobina A2 (α2 δ2).

b-A terapia transfusional adequada suprime a eritropoiese ineficaz.

c-O ferro ligado à transferrina causa doenças cardíacas.

d- Transplante de células estaminais hematopoiéticas indicado após 15 anos.

e-Os recém-nascidos são gravemente anémicos.

Resposta correcta b

As síndromes talassémicas são caracterizadas por vários graus de hematopoiese ineficaz e hemólise aumentada.

11- Qual é a causa mais comum de morte em crianças com anemia falciforme (Hb SS)?

a- Síndrome torácica aguda.

b-Infarto esplénico agudo e sequestro esplénico.

c- Acidente vascular cerebral infarto.

d-AVC hemorrágico.

d-Crise aguda de dor.

Resposta correcta a

A síndrome torácica aguda (SCA) é a causa mais comum de morte e a segunda causa mais comum de hospitalização em crianças com SCD. É geralmente definida como o desenvolvimento de um novo enfarte pulmonar acompanhado de sintomas que incluem febre, dor torácica, taquipneia, tosse, hipoxemia e pieira.

12- Qual é o principal mecanismo pelo qual a hidroxiureia beneficia os doentes com doença falciforme?

a-Vasodilatação de pequenos vasos, resultando na prevenção de vasooclusão aguda.

b- Manter a capacidade da Hb S para descarregar oxigénio nos tecidos isquémicos.

c-Inibição da trombose nos locais de vaso-oclusão falciforme.

d-Manutenção da hidratação dos glóbulos vermelhos.

e-Indução da produção de Hb F, diminuindo assim a polimerização da Hb S.

Resposta correcta e

O mecanismo principal da hidroxiureia é a indução da produção de Hb F, diminuindo assim a polimerização da Hb S.

13- A talassemia major é caracterizada por todas as seguintes características, exceto:

a-Esplenomegalia.

b-Anemia hipocrómica microcítica.

c-Presença de células-alvo no esfregaço de sangue periférico.

d-Diminuição da fragilidade osmótica das hemácias.

e-Transfusão de sangue de 3 em 3 meses.

Resposta correcta e

A fragilidade osmótica está diminuída na talassemia por causa das hemácias anormalmente achatadas (leptócitos) presentes na talassemia. A fragilidade osmótica está diminuída porque essas células são resistentes à lise osmótica. As três características restantes são vistas carateristicamente na talassemia se não forem adequadamente transfundidas. A transfusão de sangue ocorre a cada 2 - 4 semanas na talassemia major.

14- Um lactente de sete meses de idade apresenta-se com atraso de crescimento e palidez. O hemograma mostra uma Hb de 5,9, MCV-57 fl e a imagem do sangue periférico mostra glóbulos vermelhos hipocrómicos microcíticos, células alvo e anisopoiquilocitose. A Hb HPLC revela Hb F de 100%. O diagnóstico mais provável é:

a-Anemia por deficiência de ferro

b-α-talassemia

traço de b-β-talassemia

d- β-talassemia major

e- Anemia fisiológica de início tardio.

Resposta correcta d

Talassemia major associada a eritropoiese aumentada mas ineficaz, com muitos precursores de glóbulos vermelhos prematuramente destruídos; relacionada com o excesso de cadeia α. Tempo de vida reduzido dos glóbulos vermelhos; aprisionamento esplénico variável

15- Quais são as infecções mais comuns associadas à hemocromatose secundária em doentes com talassemia?

a-E. coli

b-Staphylococcal aureus.

c- Salmonela.

d-Yersinia enterocolitica.

e-Listeria monocytogenes.

Resposta correcta d

Sepsis, normalmente com organismos encapsulados. A sobrecarga de ferro e a quelação com desferroxamina também aumentam o risco de infeção por Yersinia enterocolitica.

16- A causa mais comum da talassemia alfa é:

a-Mutação pontual b-Inserção

c-Deleção

d-Mutação de substituição.

e-Inversão.

Resposta correcta c

Portador silencioso de α-talassemia: Deleção de um gene da α-globina. Traço de α-talassemia: Deleção de dois genes da α-globina. Hb Constant Spring: Variante anormal da cadeia α produzida em quantidades muito pequenas, imitando assim a deficiência do gene. Doença de HbH: Deleção de três genes da α-globina resultando em redução significativa da síntese da cadeia α. Hidropisia fetal: A maioria das β-talassemias deve-se a mutações pontuais, geralmente em ambos os genes da β-globina (cromossoma 11), que podem afetar todos os passos da via de expressão da β-globina, desde o início da transcrição até à síntese do ARN mensageiro, à tradução e à modificação pós-tradução.

17- A hereditariedade da talassemia alfa e da talassemia beta conduz a

a- Omita completamente os sinais e sintomas da talassemia B .

b-Aumenta a gravidade dos sintomas.

c-Diminui a gravidade dos sintomas.

d- Precisa de mais transfusões de sangue.

e-Não altera os sintomas da talassemia B.

Resposta correcta c

A co-herança da talassemia alfa reduz a gravidade da doença em indivíduos que herdaram duas cópias dos alelos da talassemia beta.

18- Cada unidade de sangue transfundido contém cerca de

a-10 - 20 mg de ferro.

b- 30 - 70 mg de ferro.

c-100 - 150 mg de ferro.

d-200-250 mg de ferro.

e-300- 500 mg de ferro.

Resposta correcta d

19- Qual das seguintes afirmações é verdadeira em relação ao traço de talassemia alfa?

a- Índices eritrocitários semelhantes aos do traço de talassemia beta

b- Diagnosticado por HbHPLC

O nível de c-HbA2 é baixo

d-Esplenomegalia.

e- Anemia normocítica normocrómica.

Resposta correcta a

O traço de talassémia alfa caracteriza-se por uma anemia hipocrómica muito ligeira com índices de glóbulos vermelhos semelhantes aos do traço de talassémia beta. Não existem testes de diagnóstico que permitam identificar esta doença com certeza, exceto a análise do ADN. A eletroforese da hemoglobina é geralmente normal e não ajuda no diagnóstico diferencial.

20- Qual dos seguintes estudos é realizado por rotina para avaliar a probabilidade de lesão de um órgão-alvo em pacientes com doença falciforme?

a- Exame oftalmológico para avaliar a retinopatia

b-Ultrassonografia renal para avaliar o risco de hipostenúria

c-Densitometria óssea para avaliar o dano ósseo causado por crises vasooclusivas

d-Radiografia do tórax para avaliar o risco de hipertensão pulmonar

Ecografia e-Transcranial Doppler para avaliar o risco de AVC.

Resposta correcta e

Os ultra-sons com Doppler transcraniano são utilizados para rastrear os doentes com células falciformes que apresentam um risco acrescido de AVC. Os acidentes vasculares cerebrais clínicos ocorrem em 11% dos doentes com SCD até aos 18 anos de idade se não receberem profilaxia primária do acidente vascular cerebral e, dos doentes que têm um acidente vascular cerebral clinicamente evidente, 50% a 90% têm um acidente vascular cerebral adicional. Os Dopplers transcranianos são utilizados para detetar estenoses nas principais artérias cerebrais. As crianças com estenose começam a receber transfusões crónicas para manter a sua concentração de HbS inferior a 30% para diminuir o risco de AVC. Embora os doentes com anemia falciforme corram o risco de disfunção renal e hipertensão pulmonar, e possam ter crises vaso-oclusivas que causam lesões ósseas, a ecografia renal, a radiografia do tórax e a densitometria óssea não são utilizadas para despistar estas doenças, respetivamente.

21- Qual das seguintes situações é frequentemente observada em doentes com traço falciforme?

a-Crise dolorosa aguda

b- Sequestros esplénicos.

c-Hematúria.

d-Stroke.

e-Crise plástica.

Resposta correcta c

A hematúria é frequentemente observada em doentes com traço falciforme. O traço falciforme é o estado heterozigótico para o gene βS. Embora os glóbulos vermelhos não sejam tipicamente falciformes, a falcização pode ser observada na medula renal, que é um ambiente relativamente ácido e hipertónico. Isto pode levar a necrose papilar renal e episódios intermitentes de hematúria macroscópica. De resto, estes doentes têm índices normais de glóbulos vermelhos e não sofrem tipicamente as complicações vaso-oclusivas da doença falciforme.

22- Qual é a altura exacta para iniciar a terapêutica de quelação num doente com talassemia?

a- Após o aparecimento dos sinais de hemocromatose.

b-Tão rapidamente quanto os doentes iniciam as transfusões.

c-Nível de ferro sérico acima do intervalo normal.

d-Depois de ter recebido aproximadamente 200 ml/kg de hemácias

e-O nível de ferritina sérica está acima do intervalo normal.

Resposta correcta d

A quelação é iniciada apenas quando há acúmulo de ferro quelatável suficiente, o que geralmente ocorre após cerca de 200 mL/kg de concentrado de hemácias. O objetivo da quelação é prevenir a lesão de órgãos que causa os sintomas de sobrecarga de ferro. Esses incluem endocrinopatias, disfunção cardíaca e disfunção hepática. Embora a ferritina seja utilizada para monitorizar as reservas de ferro, não é uma medida precisa, uma vez que também flutua com a inflamação. A quantificação exacta da sobrecarga de ferro pode ser detectada por biópsia hepática ou por métodos de imagiologia radiológica.

23- O sequestro esplénico inclui todas as seguintes situações, exceto:

a- É uma das principais causas de morte em crianças com doença falciforme.

b- Ocorre em crianças pequenas com doença da hemoglobina SS antes da auto-esplenectomia,

c-Ocorre em crianças mais velhas com doença da hemoglobina SC ou

S β-talassemia.

d- Pode estar associada a trombocitopnia.

e- A administração de um bólus de soro fisiológico é o tratamento de eleição.

Resposta correcta e

O tratamento consiste na transfusão imediata de concentrado de glóbulos vermelhos para restaurar rapidamente o volume intravascular e a capacidade de transporte de oxigénio. Embora a administração de antibióticos e de analgésicos possa eventualmente ser útil se houver suspeita de infeção aguda ou de crise de dor, respetivamente, o tratamento imediato deve ser a resolução da crise de sequestro esplénico, potencialmente fatal. A administração de um bólus de solução salina normal pode ajudar a restaurar o volume intravascular, mas não ajuda na capacidade de transporte de oxigénio.

24- Uma criança de trinta meses com história de anemia por deficiência de ferro diagnosticada antes de um ano de idade, quando o rastreio de rotina revelou uma hemoglobina de 10,2 g e recebe o ferro regularmente, e todas as investigações de acompanhamento mostram quase o mesmo nível de hemoglobina com contagem normal de glóbulos brancos e plaquetas normais. Observaram-se várias células-alvo, tendo em conta estes resultados laboratoriais. O ferro sérico e a transferrina também estão normais. VCM 60 Fl e contagem de hemácias: 5.3×10 . A eletroforese da hemoglobina mostra Hgb A 98%, hemoglobina A2 2% e ausência de Hgb S ou F Esfregaço: qual é o diagnóstico mais provável?

a- Deficiência de ferro refractária.

b-β-Talassemia major.

c- Traço de α-talassemia.

d- Má absorção intestinal.

e-β-Talassemia intermédia.

Resposta correcta c

A anemia microcítica que é "refractária" à suplementação de ferro é, na maioria das vezes, causada por uma má adesão. No entanto, devem ser consideradas outras causas e, neste doente, a anemia microcítica com índices de ferro normais é muito provavelmente causada por uma talassemia subjacente. Este doente tem um índice de Mentzer (MCV/RBC) inferior a 13, o que é indicativo de uma talassemia subjacente. Um doente com β-talassemia major ou intermédia tem uma percentagem de HgbA2 aumentada. Existem 4 genes da α-globina. Os doentes com delecção de um único gene são "portadores silenciosos" assintomáticos, sem índices hematológicos anormais. Os doentes com uma deleção de 2 genes têm frequentemente uma anemia microcítica assintomática, como é o caso deste doente. Os doentes com 3 genes deletados têm doença da hemoglobina H e os doentes com 4 genes deletados têm hidropisia fetal.

25-   A estrutura da hemoglobina inclui todas as seguintes

características, exceto a-Hemoglobina é um tetrâmero constituído por

2 pares de cadeias de globina.

b-Dois genes de produção de hemoglobina nos cromossomas 16 e 11.

c- A distribuição final da hemoglobina não é alcançada até pelo menos 3 meses de idade. d-Após 8 semanas de vida fetal, formam-se as hemoglobinas embrionárias, Gower-1 ($\zeta_2 e_2$), Gower-2 ($\alpha_2 E_2$) e Portland ($\zeta_2 \gamma_2$).

e-O padrão normal de hemoglobina é $\geq 95\%$ Hb A, $\leq 3,5$ Hb A_2 , e $<2,5\%$ Hb F.

Resposta correcta c

Às 9 semanas de vida fetal, a hemoglobina principal é a Hb F ($\alpha_2 \gamma_2$). A Hb A ($\alpha_2 \beta_2$) aparece em ~1 mês de vida fetal, mas não se torna a hemoglobina dominante até depois do nascimento, quando os níveis de Hb F começam a diminuir. A Hb A2 (α2δ2) é uma hemoglobina menor que aparece pouco antes do nascimento e permanece num nível baixo após o nascimento. O padrão final de distribuição da hemoglobina que ocorre na infância não é atingido até pelo menos 6 meses de idade e, por vezes, mais tarde. O padrão normal de hemoglobina é ≥95% Hb A, ≤3,5 Hb A2 e <2,5% Hb F.

26-   A doença falciforme inclui todas as seguintes situações, exceto

a-Hemoglobina S valina em vez de glutamina na sexta posição da globina β.

b- Na doença falciforme, a Hb S é >50% de toda a hemoglobina.

c-A doença das células falciformes não pode ser diagnosticada durante o período neonatal.

d-As crianças com anemia falciforme têm uma função imunitária anormal.

e- As crianças devem receber penicilina oral profiláctica até, pelo menos, aos 5 anos de idade.

Resposta correcta c

A anemia falciforme é a doença genética mais comum identificada através do programa de triagem neonatal exigido pelo estado. Na anemia falciforme, a hemoglobina S é geralmente 90% da hemoglobina total. Na anemia falciforme, a Hb S é >50% de toda a hemoglobina. Os bebés com anemia falciforme têm uma função imunitária anormal e, a partir dos 6 meses de idade, podem ter asplenia funcional. As crianças com anemia falciforme têm um fator de risco adicional, a deficiência de opsoninas séricas da via alternativa do complemento contra os pneumococos. Independentemente da idade, todos os doentes com anemia falciforme correm um risco acrescido de infeção e morte por infeção bacteriana, particularmente por organismos encapsulados como o Streptococcus pneumoniae e o Haemophilus influenzae tipo b. As crianças com anemia falciforme devem receber penicilina VK oral profilática até pelo menos aos 5 anos de idade (125 mg duas vezes por dia até aos 3 anos de idade e depois 250 mg duas vezes por dia). Não existem directrizes estabelecidas para a profilaxia com penicilina para além dos 5 anos de idade, e alguns médicos continuam a profilaxia com penicilina, enquanto outros recomendam a sua interrupção. A continuação da profilaxia com penicilina deve ser considerada para crianças com mais de 5 anos de idade com diagnóstico prévio de infeção pneumocócica, devido ao risco acrescido de infeção recorrente. Uma alternativa para as crianças que são alérgicas à penicilina é o succinato etílico de eritromicina 10 mg/kg duas vezes por dia. Para além da profilaxia com penicilina, são altamente recomendadas as imunizações infantis de rotina, bem como a administração anual da vacina contra a gripe.

27-   Quais das seguintes afirmações são falsas na doença falciforme incluem todas as seguintes, exceto

a- A administração anual da vacina contra a gripe é altamente

recomendada. b-A febre deve ser tratada imediatamente com

antibióticos IV ou IM.

c-Dactilite que ocorre em 50% das crianças nos seus anos pré-

escolares

d-O sequestro esplénico agudo pode ocorrer logo a partir das 5

semanas de idade.

e-A principal caraterística clínica da anemia falciforme é a dor.

Resposta correcta c

A dactilite, muitas vezes referida como síndrome mão-pé, é frequentemente a primeira manifestação de dor em crianças com anemia falciforme, ocorrendo em 50% das crianças até ao 2º ano de vida. A dactilite unilateral pode ser confundida com osteomielite, sendo importante uma avaliação cuidadosa para distinguir entre as duas, uma vez que o tratamento difere significativamente. A dactilite requer um tratamento paliativo com medicamentos para a dor, como o acetaminofeno com codeína, enquanto a osteomielite requer pelo menos 4-6 semanas de antibióticos intravenosos. Aproximadamente 30% das crianças com anemia falciforme têm um episódio grave de sequestro esplénico, e uma percentagem significativa destes episódios é fatal.

O sequestro esplénico agudo é uma complicação potencialmente fatal que ocorre principalmente em bebés e pode ocorrer logo a partir das 5 semanas de idade.

28- O sequestro esplénico agudo é uma complicação com risco de vida que inclui todas as complicações, exceto

a-Ocorre principalmente em bebés e pode ocorrer logo a partir das 5 semanas de idade.

b-Aproximadamente 30% dos casos de anemia falciforme apresentam um episódio grave. c-Orientação antecipatória adequada através da medição seriada da hemoglobina.

d-Tratamento através da manutenção da estabilidade hemodinâmica com fluidos isotónicos ou transfusões de sangue.

e- A maioria dos episódios recorrentes desenvolve-se no espaço de 6 meses após o episódio anterior.

Resposta correcta c

A esplenectomia profilática realizada após a resolução de um episódio agudo é a única estratégia eficaz para prevenir futuros episódios de risco de vida. Embora a terapia de transfusão de sangue tenha sido utilizada para prevenir episódios subsequentes, as evidências sugerem fortemente que esta estratégia não reduz o risco de sequestro esplénico recorrente quando comparada com a ausência de terapia de transfusão.A etiologia do sequestro esplénico é desconhecida. Clinicamente, o sequestro esplénico está associado a ingurgitamento do baço, aumento subsequente do tamanho do baço, evidência de hipovolemia e declínio da hemoglobina de ≥ 2 g/dL em relação à hemoglobina basal do doente; pode estar presente reticulocitose e uma diminuição da contagem de plaquetas. Estes eventos podem ser acompanhados por infecções do trato respiratório superior, bacteriemia ou infeção viral. Os episódios repetidos de sequestro esplénico são comuns, ocorrendo em ~50% dos doentes. A maioria dos episódios recorrentes desenvolve-se no prazo de 6 meses após o episódio anterior.

29- A caraterística clínica cardinal da anemia falciforme é a dor e inclui todas as características, exceto

a- A transfusão de sangue diminui a intensidade e a duração do episódio doloroso.

A hidratação b-IV não alivia nem previne a dor .

C-Hidroxiureia, é um medicamento eficaz para reduzir a frequência dos episódios dolorosos

d-O potente analgésico é essencial no tratamento do episódio doloroso.

O e-Priapismo é uma ereção peniana dolorosa que dura mais de 30 minutos.

Resposta correcta a

Não há evidências de que a terapia de transfusão de sangue durante um episódio doloroso existente diminua a intensidade ou a duração do episódio doloroso. A transfusão de sangue deve ser reservada para pacientes com uma diminuição da hemoglobina que resulte em comprometimento hemodinâmico, dificuldade respiratória ou queda da concentração de hemoglobina, sem expetativa de que um nadir seguro seja alcançado, como quando a criança tem uma queda do nível de hemoglobina e da contagem de reticulócitos com uma infeção por parvovírus B19.

30-   As complicações neurológicas associadas à anemia falciforme incluem todas, exceto

a-Aproximadamente 11% têm acidentes vasculares cerebrais evidentes.

b-TCD (Doppler transcraniano) com uma velocidade de fluxo $\geq$200 cm/seg., correm um risco acrescido de AVC.

c- É instituída uma terapia crónica de transfusão de sangue para manter os níveis de Hb S <30%.

d- A idade ideal para iniciar a TCD é dos 10 anos de idade até à idade adulta.

e- O intervalo ideal para medições TCD a cada 12-18 meses.

Resposta correcta d

A idade ideal para iniciar e terminar a medição do DTC em crianças com anemia falciforme não foi estabelecida; muitos hematologistas iniciam o rastreio com DTC aos 2 anos de idade, quando a maioria dos doentes já não necessita de sedação. Aproximadamente 11% e 20% das crianças com anemia falciforme terão acidentes vasculares cerebrais evidentes e silenciosos, respetivamente.As crianças com anemia falciforme com uma velocidade de fluxo sanguíneo média máxima ponderada no tempo (TAMM) $\geq$200 cm/seg. estão em risco aumentado de um evento cerebrovascular.Este valor define o limiar de transfusão, e a terapia crónica de transfusão de sangue é instituída para manter os níveis de Hb S <30%.A idade ideal para iniciar e terminar a medição do DTC em crianças com anemia falciforme não foi estabelecida; muitos hematologistas iniciam a triagem do DTC aos 10 anos de idade, quando a maioria dos pacientes não precisa mais de sedação. O intervalo ideal para as medições do DTC não é conhecido, mas a maioria dos especialistas aconselha medições a cada 12-18 meses, a partir dos 2 anos de idade até os 16 anos. Não foi provado que a medição do DTC em doentes com mais de 16 anos de idade tenha qualquer benefício.

31-   A avaliação das reservas excessivas de ferro em crianças que recebem transfusões de sangue regulares inclui todos os seguintes aspectos, exceto:

a-O padrão de ouro envolve a biopsia do fígado.

b-A biópsia do fígado por si só pode estimar com exatidão o ferro corporal total.

c-O método mais comummente utilizado e menos invasivo para estimar o ferro corporal total envolve os níveis de ferritina sérica.

A d-RM do fígado é uma alternativa razoável à biopsia e é mais exacta do que a ferritina sérica na medição do teor de ferro no coração e no fígado.

e- Ferritina sérica superior a 1000 indicação para iniciar agentes quelantes.

Resposta correcta b

A biópsia hepática, por si só, não permite estimar com precisão o ferro corporal total porque a quantidade de ferro depositado no fígado não é homogénea e o grau de deposição de ferro varia entre os órgãos afectados; por exemplo, a quantidade de ferro no fígado não é a mesma que a quantidade de ferro nos tecidos cardíacos.

32-   A doença pulmonar em crianças com anemia falciforme inclui todos os seguintes aspectos, exceto a - Achados que incluem uma nova densidade radioactiva na radiografia do tórax.

b-Radiografia do tórax não indicada na ausência de sintomas respiratórios.

c-Os exames de imagem podem incluir derrames pleurais unilaterais ou bilaterais.

d-As transfusões de sangue são administradas quando a saturação de oxigénio está a diminuir.

e-A maioria dos doentes com SCA não tem uma causa identificável.

Resposta correcta b

Mesmo na ausência de sintomas respiratórios, todos os doentes com febre devem ser submetidos a uma radiografia do tórax para identificar uma SCA, uma vez que o exame clínico, por si só, é insuficiente para identificar os doentes com uma nova densidade radiográfica e a deteção precoce de uma síndrome aguda alterará o tratamento clínico. As transfusões de sangue são administradas quando está presente pelo menos uma das seguintes características clínicas: diminuição da saturação de oxigénio, aumento do trabalho respiratório, alteração rápida do esforço respiratório com ou sem agravamento da radiografia do tórax ou história prévia de SCA grave que requeira admissão na unidade de cuidados intensivos. A maioria dos doentes com SCA não tem uma causa identificável. A infeção é a etiologia mais conhecida, mas apenas ~30% dos episódios de SCA estão associados a uma cultura positiva de expetoração ou boncoalveolar.

33-   A doença renal em doentes com anemia/doença falciforme inclui todas as seguintes situações, exceto nefropatias associadas à anemia falciforme, como hematúria macroscópica.

b-Pode ocorrer proteinúria, insuficiência renal e hipertensão.

c-O tratamento da proteinúria assintomática com inibidores da enzima de conversão da angiotensina (ACE) pode diminuir a insuficiência renal.

d-O carcinoma medular renal apresenta-se numa fase inicial da doença.

e-O traço falciforme pode apresentar-se com hematúria macroscópica.

Resposta correcta d

A doença renal em pacientes com anemia falciforme é uma comorbidade importante que pode levar à morte prematura. Foram identificadas sete nefropatias associadas à anemia falciforme: hematúria macroscópica, necrose papilar, síndrome nefrótica, infarto renal, hipostenúria, pielonefrite e carcinoma medular renal. A apresentação destas entidades é variada, mas pode incluir hematúria, proteinúria, insuficiência renal, defeitos de concentração ou hipertensão. O tratamento da proteinúria assintomática com inibidores da enzima conversora da angiotensina (ECA) pode diminuir a insuficiência renal. A suspeita de carcinoma medular renal, uma neoplasia epitelial maligna agressiva, é importante porque a maioria dos doentes apresenta uma doença disseminada em fase tardia que responde mal à quimioterapia e à radioterapia. O doente mais jovem registado com carcinoma medular era uma criança de 6 anos com traço falciforme, que apresentava hematúria macroscópica.

34- As complicações da anemia falciforme incluem todas, exceto

a- Insucesso académico e uma fraca taxa de conclusão do ensino secundário.

b-retinopatia das células falciformes

c-atraso no início da puberdade

d- Necrose avascular das cabeças do fémur e do úmero,

e-Úlcera péptica.

Resposta correcta e

úlceras de perna associadas à doença falciforme .

35- Transfusão de sangue antes da cirurgia em crianças com anemia falciforme destinada a aumentar o nível de hemoglobina no pré-operatório para

a- 7g/dl

b-9 g/dl

c-10 g/dl

d-12 g/dl

e-14 g/dl

Resposta correcta c

Ao preparar uma criança com anemia falciforme para uma cirurgia com uma simples transfusão de sangue, deve-se ter cuidado para evitar elevar a hemoglobina para além de 10,5 g/dL, devido ao risco de síndrome de hiperviscosidade. Para crianças com doença de Hb SC ou outras síndromes falciformes com hemoglobinas >10,0 g/dL, deve-se decidir caso a caso se uma transfusão de troca é necessária, pois uma simples transfusão pode elevar a hemoglobina a um nível inaceitável.

36-   Todas as seguintes afirmações são verdadeiras na doença falciforme, exceto a- A Hb-Sβ+ é confirmada em 50% se a Hb S, HbA e Hb A$_2$ estiver elevada >3,5%.

b- Em recém-nascidos, a análise da hemoglobina FAS apoia o diagnóstico de traço falciforme.

c-Os doentes com Hb S/β-talassemia zero têm uma evolução clínica semelhante à dos doentes com Hb SS.

d- A doença Hb SC tem a mesma frequência que as pessoas com doença Hb SS grave.

e- As crianças com Hb SC também têm uma maior incidência de retinopatia.

Resposta correcta d

As crianças com Hb SC podem ter os mesmos sintomas e complicações que as crianças com Hb SS grave, mas a frequência é menor. Um doente com Hb SC pode ter uma evolução clínica mais grave do que um doente com Hb SS. O diagnóstico de Hb S β-talassemia+ é confirmado se pelo menos 50% da hemoglobina for Hb S, se a HbA estiver presente e se a quantidade de Hb A$_2$ for elevada (tipicamente >3,5%). Em recém-nascidos com uma análise de hemoglobina de FSC, o padrão apoia o diagnóstico de Hb SC. Em recém-nascidos com uma análise de hemoglobina de FAS, o padrão suporta o diagnóstico de Hb AS (traço falciforme).Os pacientes com Hb S/β-talassemia zero têm um curso clínico como o curso em pacientes com Hb SS. As crianças que têm doença Hb SC podem ter os mesmos sintomas e complicações e frequência que as crianças com doença Hb SS grave.As crianças com Hb SC também têm uma incidência aumentada de retinopatia, hiperesplenismo crónico, sequestro esplénico e carcinoma medular renal.

37-   O traço falciforme inclui todas as seguintes características,

exceto:

a-O estatuto de traço falciforme é identificado pela primeira vez no rastreio neonatal.

b-A quantidade de Hb S é <50% e o predomínio de Hb A, tipicamente >50%. c-Complicações do traço falciforme - hematúria, hipostenúria e bacteriúria.

d-O traço de células falciformes é razão suficiente para excluir uma pessoa da participação desportiva .

e-O carcinoma medular renal também está associado ao traço falciforme .

Resposta correcta d

A presença de traço falciforme nunca deve ser uma razão para excluir uma pessoa da participação atlética, mas sim uma indicação de que é necessária uma vigilância prudente para assegurar uma hidratação adequada e a prevenção da exaustão provocada pelo calor ou por outros exercícios extenuantes. Não existe qualquer contraindicação para a participação no desporto por parte do atleta com traço falciforme. As complicações do traço falciforme incluem morte súbita durante exercício rigoroso, enfartes esplénicos em altitude elevada, hematúria, hipostenúria, bacteriúria e suscetibilidade a lesões oculares com formação de hifema. O carcinoma medular renal também está associado ao traço falciforme e ocorre predominantemente em adultos jovens e crianças.

38- As doenças da hemoglobina C incluem todas as seguintes situações, exceto

a-A mutação para a Hb C está no mesmo local que a Hb S, com lisina em vez de valina substituindo a glutamina.

A b-Hb AC é assintomática.

A c-Hb CC pode resultar em anemia grave e esplenomegalia

d-Não se verifica a formação de cócegas.

e- Esta doença é normalmente diagnosticada através de programas de rastreio neonatal.

A e-Hb C cristaliza, rompendo a membrana dos glóbulos vermelhos.

Resposta correcta c

A Hb CC pode resultar em anemia ligeira, esplenomegalia e colelitíase; foram registados casos raros de rutura esplénica espontânea.

39- Os distúrbios instáveis da hemoglobina não incluem

a - A hemoglobina desnaturada pode ser visualizada durante a hemólise grave ou após esplenectomia como corpos de Heinz.

b-Os corpos de Heinz estão presentes principalmente nos glóbulos vermelhos mais velhos.

c-Heterozigotos são assintomáticos.

d- O gene homozigótico pode apresentar-se no início da vida com anemia e esplenomegalia.

e-Um diagnóstico pode ser feito através da demonstração dos corpúsculos de Heinz.

Resposta correcta b

Ao contrário dos corpos de Heinz observados após exposição tóxica, nas hemoglobinas instáveis, os corpos de Heinz estão presentes nos reticulócitos e nos eritrócitos mais velhos. O gene homozigótico pode apresentar-se no início da vida com anemia e esplenomegalia ou com anemia hemolítica inexplicada. O tratamento é de suporte. Em casos graves, pode ser necessária uma transfusão durante os episódios hemolíticos. Devem ser evitados fármacos oxidantes e deve ser fornecida suplementação com folato. A esplenectomia tem sido efectuada, mas as complicações da esplenectomia, incluindo a sépsis bacteriana e a possibilidade de desenvolvimento de hipertensão pulmonar, devem ser consideradas antes desta terapêutica.

40 - Um bebé de 9 meses de idade apresenta-se com problemas de crescimento. Foi desmamado para leite de vaca numa idade precoce. O seu hemograma revela Hb 73 g/l, MCV 63 fl e MCH 18 pg (24-34). A sua análise de sangue revela anisopoiquilocitose, hipocromia, microcitose e alguns glóbulos vermelhos nucleados. A ferritina sérica é de 30 μg/l (14-200).Qual é o diagnóstico mais provável?

a- Talassemia alfa.

b- β-talassemia.

c-Anemia diseritropoiética congénita

d-Anemia sideroblástica congénita

e-Leucemia mieloide crónica.

Resposta correcta b

A maioria dos resultados corresponde à talassemia B major. A talassemia alfa é geralmente ligeira e apresenta-se mais cedo ou mais tarde como uma doença da hemoglobina H, que é mais ligeira em termos de gravidade. A anemia diseritropoiética congénita é normocítica ou macrocítica e a anemia sideroblástica tem geralmente um quadro sanguíneo dimórfico. A idade de apresentação e outros critérios não são compatíveis com a leucemia mieloide crónica.

Bibliografia

I. Lanzkowsky P. Classificação e diagnóstico de anemia em crianças. InLanzkowsky's Manual of Pediatric Hematology and Oncology 2016 Jan 1 (pp. 32-41). Imprensa académica.

II. Brousseau DC, Owens PL, Mosso AL, et al: Acute care utilization and rehospitalizations for sickle cell disease. JAMA 2010; 303:1288-1294.

III. Telfer P, Constantinidou G, Andreou P, Christou S, Modell B, Angastiniotis M. Quality of life in thalassemia. Anais da Academia de Ciências de Nova Iorque. 2005 Nov;1054(1(sad)273-82.

IV. Buchanan ID, Woodward M, Reed GW: Seleção de opiáceos durante a crise de dor nas células falciformes e o seu impacto no desenvolvimento da síndrome torácica aguda. Pediatr Blood Cancer 2005; 45:716-724.

V. Pennell DJ. T2* magnetic resonance and myocardial iron in thalassemia. Anais da Academia de Ciências de Nova Iorque. 2005 Nov;1054(1(sad)373-8.

VI. Chaudry RA, Cikes M, Karu T, et al: Doença falciforme pediátrica: hipertensão pulmonar mas resistência vascular normal. Arch Dis Child 2011; 96:131-136.

VII. de Montalembert M: Management of sickle cell disease. BMJ 2008; 337:626-630.

VIII. Dick MC: Standards for the management of sickle cell disease in children (Normas para o tratamento da doença falciforme em crianças). Arch Dis Child Educ Pract Ed 2009; 93:169-176.

IX. Dowling MM, Lee N, Quinn CT, et al: Prevalência de shunting intracardíaco em crianças com doença falciforme e acidente vascular cerebral. J Pediatr 2010; 156:645-650.

X. Drotar D: Adesão ao tratamento em pacientes com anemia falciforme. J Pediatr 2010; 156:350-351.

XI. Eichner ER: Traço de células falciformes. J Sport Rehab 2007; 16:197-203.

XII. Enninful-Eghan H, Moore RH, Ichord R, et al: Doppler transcraniano

A ultrassonografia e o programa de transfusão profilática são eficazes na prevenção do AVC em crianças com doença falciforme. J Pediatr 2010; 157:479-484.

XIII. Frei-Jones M, Baxter AL, Rogers ZR, et al: Episódios vaso-oclusivos em crianças mais velhas com doença falciforme: gestão do serviço de urgência e avaliação da dor. J Pediatr 2008; 152:281-285.

Deficiência enzimática das hemácias

1- A deficiência da enzima piruvato quinase PK inclui todos os seguintes estados verdadeiros, exceto

a- É a anomalia enzimática mais comum na via de Embden-Meyerhof.

b- Deficiência quantitativa e não inclui anormalidade de características. c- Eritrócitos rígidos, deformados e metabolicamente e fisicamente vulneráveis. d-Os doentes podem tolerar melhor a sua anemia devido ao aumento de 2,3- DPG.

e- A esplenectomia não pára a hemólise.

Resposta correcta b

A deficiência não é simplesmente quantitativa; provavelmente reflecte muitas vezes a produção de variantes da PK com características anormais. A esplenectomia não interrompe a hemólise, mas diminui as necessidades de transfusão.A PKD é de herança autossómica recessiva. Hemólise significativa observada em homozigotos. A deficiência não é simplesmente quantitativa; provavelmente reflecte muitas vezes a produção de variantes de PK com características anormais.Patogénese por glicólise defeituosa dos glóbulos vermelhos com formação reduzida de ATP. Eritrócitos rígidos, deformados e metabolicamente e fisicamente vulneráveis (reticulócitos menos vulneráveis devido à capacidade de gerar ATP por fosforilação oxidativa). Transfusões conforme necessário. Esplenectomia (se as necessidades de transfusão aumentarem); a esplenectomia não pára a hemólise, mas diminui as necessidades de transfusão. Note que há um aumento paradoxal da reticulocitose após a esplenectomia, mesmo quando a necessidade de transfusão e a taxa hemolítica diminuem. - Vigilância da sobrecarga de ferro.

2- Todas as seguintes deficiências enzimáticas são doenças autossómicas recessivas, exceto

a- Deficiência de fosfofrutoquinase.

b-Aldolase.

c- difosfoglicerato mutase

d- Deficiência de fosfoglicerato quinase

Deficiência de e-Triosefosfato isomerase.

Resposta correcta d

Todas as perturbações enzimáticas das hemácias são doenças autossómicas recessivas, exceto a deficiência de fosfoglicerato quinase, que está ligada ao sexo, e a deficiência de enolase, que se apresenta como autossómica dominante. Estas doenças conduzem normalmente a anemias hemolíticas crónicas não esferocíticas de gravidade variável. Fragilidade osmótica e auto-hemólise normais ou aumentadas. A melhoria da anemia após esplenectomia e a necessidade de diagnóstico por ensaios específicos de glóbulos vermelhos.

3- A glicose-6-fosfato desidrogenase (G6PD) inclui todas as seguintes afirmações verdadeiras, exceto

a- É a última enzima da via das pentoses fosfato do metabolismo da glucose.

b- As fêmeas heterozigóticas apresentam uma expressão intermédia variável.

c- A hemoglobina oxidada leva à formação de células de mordida e células de bolha.

d- Anemia hemolítica aguda auto-limitada com hemoglobinúria.

e- A esplenectomia só ocasionalmente melhorou a anemia grave nesta doença. As indicações para a esplenectomia são as seguintes: i. Hiperesplenismo. ii. Anemia crónica grave. iii. Esplenomegalia que cause impedimento físico.

Resposta correcta a

É a primeira enzima da via das pentoses fosfato do metabolismo da glucose. As mulheres heterozigóticas apresentam uma expressão intermédia variável (devido à eliminação aleatória do cromossoma X, de acordo com a hipótese de Lyon). A esplenectomia só ocasionalmente melhorou a anemia grave nesta doença. As indicações para a esplenectomia são as seguintes: i. Hiperesplenismo. ii. Anemia crónica grave. iii. Esplenomegalia que cause impedimento físico.

4- Quais são as causas responsáveis pelas deficiências de G6PD?

a-Mutação pontual

b-Inserção

C-Deleção

d-Mutação de substituição.

e-Inversão.

Resposta correcta a

As deleções dos genes da G6PD são incompatíveis com a vida porque se trata de um gene de manutenção e a ausência completa da atividade da G6PD, denominada hideleção, resulta na morte do embrião. As mutações pontuais são responsáveis pelas deficiências de G6PD.

5- Doente de 14 meses de idade, que deu entrada no serviço de urgência com palidez. Recuperou há 5 dias de uma doença febril, para a qual foi tratado com trimetoprim-sulfametoxazol. O resto do seu exame físico é normal. O hemograma completo é normal, à exceção da hemoglobina, 5,4 g/Dl. Qual é o diagnóstico mais provável?

a-Envenenamento por chumbo.

b-Anemia sidroblástica.

Deficiência de c-Glucose-6-fosfato desidrogenase.

c-Anemia plástica

e-Anemia fisiológica tardia.

Resposta correcta c

6- Anemia hemolítica congénita por deficiência de piruvato quinase não inclui

a- Doença autossómica recessiva.

b- A produção de trifosfato de adenosina (ATP) nas hemácias é prejudicada.

c- Pode levar a uma anemia hemolítica neonatal grave.

d- A esferocitose é pouco frequente, mas podem ser encontrados alguns picnócitos espiculados.

e- A esplenectomia é curativa nos casos graves.

Resposta correcta e

A deficiência de PK pode proporcionar proteção contra a malária falciparum; a esplenectomia deve ser realizada depois de a criança ter 5-6 anos de idade. Embora não seja curativa, a esplenectomia pode ser seguida de níveis mais elevados de hemoglobina e de uma contagem de reticulócitos surpreendentemente elevada (30-60%).

7-   A deficiência de glicose-6-fosfato desidrogenase (G6PD) inclui todas as seguintes situações, exceto

a- Pode levar a uma anemia hemolítica crónica não esferocítica.

b-G6PD A- resulta numa deficiência da atividade da G6PD nas hemácias (5-15% do normal).

c-A hemólise ocorre 24-48 horas após a ingestão de uma substância com propriedades oxidantes.

Pensa-se que o d-Favismo está mais frequentemente associado à variante G6PD.

e- As células com inclusões são observadas apenas nos primeiros 3-4 dias da doença.

Resposta correcta d

Pensa-se que o favismo está mais frequentemente associado à variante

B- da G6PD. É responsável pela anemia hemolítica episódica e pela anemia hemolítica crónica não esferocítica. Cerca de 13% dos homens americanos de ascendência africana têm uma enzima mutante (G6PD A-) que resulta numa deficiência da atividade da G6PD nas hemácias (5-15% do normal). Por isso, doenças envolvendo essa enzima ocorrem com mais frequência em homens do que em mulheres. Cerca de 13% dos homens afrodescendentes americanos têm uma enzima mutante (G6PD A-) que resulta em deficiência da atividade da G6PD nas hemácias (5-15% do normal). Italianos, gregos e outros grupos étnicos mediterrânicos, do Médio Oriente, africanos e asiáticos têm também uma incidência elevada, de 5% a 40%, de uma variante designada G6PD B- (G6PD mediterrânica). Nessas variantes, a atividade da G6PD de mulheres homozigotas ou homens hemizigotos é <5% do normal. Portanto, o defeito em americanos de ascendência africana é menos grave do que em americanos de ascendência europeia. Uma terceira enzima mutante com atividade acentuadamente reduzida (G6PD Canton) ocorre em cerca de 5% da população chinesa. As células que contêm estas inclusões só são observadas nos primeiros 3-4 dias de doença, porque são rapidamente eliminadas do sangue.

8- A deficiência de glicose-6-fosfato desidrogenase (G6PD) inclui todas as seguintes situações, exceto

a- A atividade enzimática nas pessoas afectadas é ≤10% do normal.

b- Após um episódio hemolítico, predominam os reticulócitos e as hemácias jovens.

c- As doses habituais de aspirina podem causar hemólise clínica.

d- A esplenectomia tem pouco valor nestes tipos de hemólise crónica.

e- A pessoa com deficiência da enzima G6PD B tem ocasionalmente hemólise crónica.

Resposta correcta c

As doses habituais de aspirina e trimetoprim-sulfametoxazol não

causam hemólise clinicamente relevante na variedade A. As doses
habituais de aspirina e trimetoprim-sulfametoxazol não causam
hemólise clinicamente relevante na variedade A-. A aspirina
administrada nas doses utilizadas para a febre reumática aguda (60-
100 mg/kg/24 horas) pode produzir um episódio hemolítico grave. Os
bebés com iterícia neonatal grave que pertencem a estes grupos
étnicos também necessitam de testes para deteção de deficiência de
G6PD, devido ao risco acrescido deste defeito. Se tiver ocorrido
hemólise grave, a terapia de suporte pode exigir transfusões de
sangue, embora a recuperação seja a regra quando o agente oxidante é
descontinuado.

9- A hemólise na G6PD é causada por todos os seguintes factores,
exceto:

a-Nitrofurantoína

b-Primaquina

b-Cloroquina

c. Paracetamol.

d- Hepatite.

Resposta correcta d

Antimaláricos, ácido nalidíxico, nitrofurantoína, ciprofloxacina e
outros como o azul de metileno, análogos da vitamina K, ácido
ascórbico e rasburicase.

10- O pontilhado basófilo nos glóbulos vermelhos é caraterístico de

a- Deficiência de fosfoglicerato quinase

b- Deficiência da nucleótida da pirimidina

c- Deficiência de glicose fosfato isomerase

Deficiência de d-Glucose fosfato isomerase.

e- Deficiência de G6PD

Resposta correcta b

O pontilhado basófilo nas hemácias é caraterístico da deficiência de pirimidina-5-nucleotidase.

11- Qual das seguintes é uma caraterística da hemólise extravascular crónica?

a-Aumento da bilirrubina conjugada.

b-Diminuição da contagem de reticulócitos.

c- Medula óssea hipocelular.

d-Pedras de vidro.

e- Infarto mesentérico.

Resposta correcta d

A hemólise crónica com aumento da renovação da bilirrubina causa cálculos pigmentados. Ocorre logo a partir dos 2 anos de idade e afecta pelo menos 30% até aos 18 anos.
Os exames ecográficos da vesícula biliar devem ser efectuados em crianças com sintomas. O tratamento para a colelitíase sintomática é a colecistectomia laparoscópica. O papel do rastreio e do tratamento de doentes assintomáticos não é claro.

12- Qual das seguintes características não é verdadeira na hemólise intravascular?

a-Jaundice

b-Hemossiderina na urina.

c-Haptoglobina ausente.

d-Hemoglobina na urina.

e-Hemoglobenimia.

Resposta correcta a

Aumento da bilirrubina não conjugada (embora frequentemente

menos do que na hemólise extravascular, uma vez que as perdas urinárias deixam menos hemoglobina para ser eliminada e transformada em bilirrubina). Aumento da desidrogenase do ácido lático no soro.

13- Qual das seguintes afirmações não é verdadeira em relação à deficiência de G6PD?

a-Comumente apresenta-se como anemia hemolítica crónica

b - Conduz à hemólise intravascular após certas infecções

c-Protege contra a malária

As fêmeas portadoras de d têm aproximadamente 50% de níveis de G6PD

e- É uma causa de iterícia neonatal.

Resposta correcta a

14- A hemólise extravascular é melhor caracterizada por todas as seguintes características, exceto:

a- Aumento da LDH

b-Esplenomegalia

c-Jaundice

d-Aumento da produção de monóxido de carbono

e-Hemoglobinúria.

Resposta correcta e

Hemoglobinúria. Baixa ou ausência de haptoglobina plasmática. Hemossiderinúria. Aumento da hemoglobina plasmática e da metemalbumina plasmática. O aumento da metemoglobina plasmática é uma caraterística da hemólise intravascular.

15- Qual das seguintes afirmações é verdadeira após a

esplenectomia? a - A mortalidade associada à sépsis pós-esplenectomia pode aproximar-se dos 50%.

b-A idade do doente na altura da esplenectomia é muito importante

c- Os doentes com asplenia com maior risco de sepsis são os que foram submetidos a esplenectomia por doenças hematológicas

d-O risco de sepsis pós-esplenectomia não é vitalício.

e- Streptoccal pneumoniae é a causa mais comum de sépsis pós-esplenectomia.

Resposta correcta d

Embora o S pneumoniae seja a causa mais comum de sépsis pós-esplenectomia, outros organismos com potencial para causar sépsis pós-esplenectomia incluem Haemophilus influenzae tipo b, Neisseria meningitidis, Escherichia coli e Staphylococcus aureus. A prevenção da sépsis pós-esplenectomia inclui: - A administração de antibióticos profiláticos a doentes com menos de 5 anos, a doentes com menos de 2 anos após a esplenectomia e a doentes que já tenham sofrido um episódio de sépsis pós-esplenectomia. - A administração rápida de antibióticos parenterais empíricos de largo espetro a um doente asplénico com febre ou com uma doença grave sem febre.

16- A deficiência de glicose-6-fosfato desidrogenase (G6PD) está associada a todas as seguintes situações, exceto

a-Os medicamentos à base de sulfa podem precipitar crises

hemolíticas em indivíduos com deficiência de G6PD b-A iterícia

neonatal é comum em doentes com deficiência de G6PD.

c-O gene G6PD está localizado no braço longo do cromossoma X

(banda Xq28).

d-A urina escura devido à presença de uma grande quantidade de

glóbulos vermelhos.

e-Anemia normocítica e normocrómica moderada a grave.

Resposta correcta d

A urina escura devida à hemoglobinúria apresenta poucos ou nenhuns glóbulos vermelhos, apesar de um resultado positivo para sangue durante a análise de urina inicial de rastreio. Pode haver uma anemia normocítica e normocrómica moderada a grave e uma reticulocitose rápida. A forma mais comum de deficiência de G6PD observada nos EUA é a variante A-menos, uma doença ligada ao cromossoma X, comum em afro-americanos do sexo masculino. Como a enzima da variante A-minus é instável, seus níveis diminuem com o envelhecimento dos eritrócitos. Por isso, os indivíduos afectados têm poucos sintomas até serem expostos a drogas oxidantes ou terem uma infeção grave. A forma de deficiência de G6PD que se observa predominantemente em doentes mediterrânicos caracteriza-se por uma deficiência da enzima em eritrócitos de todas as idades, incluindo reticulócitos, o que leva a uma hemólise mais grave em resposta a fármacos oxidantes. Para doentes com doença falciforme, as contagens sanguíneas apresentadas são provavelmente o seu valor de referência e não causam palidez aguda, fadiga ou iterícia. Além disso, com os programas estaduais de triagem de recém-nascidos, muitas crianças com doença falciforme são levadas à atenção médica durante a infância.

17- Qual das seguintes afirmações é verdadeira na hemoglobinúria paroxística nocturna (HPN)?

a- Hemólise extravascular.

b- A hemoglobinúria ocorre geralmente ao acordar, à noite.

c-A hemólise é causada pela ativação das células T

d - A hematopoese ineficaz pode levar à pancitopenia.

e - A anemia da HPN é geralmente microcítica.

Resposta correcta e

A hemoglobinúria paroxística nocturna (HPN) é uma hemólise intravascular e hemoglobinúria que ocorre normalmente ao acordar de manhã. A hemólise intravascular é causada por interacções anormais entre os eritrócitos e o sistema do complemento. Há também uma hematopoese ineficaz que pode levar à pancitopenia. A anemia da HPN é geralmente macrocítica. A anemia por deficiência de ferro está associada a microcitose e não é acompanhada de reticulocitose, a menos que o doente já esteja a ser ativamente tratado com ferro. A síndrome de Evans tem citopenias imunomediadas, mais frequentemente trombocitopenia e anemia, o que seria improvável neste doente dada a contagem normal de plaquetas.

Bibliografia

I. Luzzatto L, Nannelli C, Notaro R. Deficiência de glucose-6-fosfato desidrogenase. Clínicas de Hematologia/Oncologia. 2016 Abr 1;30(2(sad)373-93

II. Ayi K, Min-Oo G, Serghides L, et al: Pyruvate kinase deficiency and malaria. N Engl J Med 2008; 358:1805-1810.

III. Beutler E: Deficiência de glucose-6-fosfato desidrogenase. N Engl J Med 1994; 331:169-173.

IV. Cappellini MD, Fiorelli G: Deficiência de glucose-6-fosfato desidrogenase. Lancet 2008; 371:64-74.

V. Zanella A, Fermo E, Bianchi P, et al: Red cell pyruvate kinase deficiency: molecular and clinical aspects. Br J Haematol 2005; 130:11-25.

Anemia de falha de produção e falha da medula óssea

1- A anemia de Diamond-Blackfan (DBA) inclui todas as seguintes situações, exceto:

a-Herança dominante

b- Resultam de uma biossíntese defeituosa dos ribossomas.

c- A idade média do diagnóstico de DBA é de 3-4 meses.

d- Mutações nos genes RP não identificadas na DBA.

e- Anemia hiporegenerativa tardia considerada no diagnóstico diferencial.

Resposta correcta d

Foram identificadas várias mutações nos genes RP na DBA e foram identificados vários indivíduos geneticamente definidos que não apresentam alguns ou todos os critérios clínicos clássicos. Os seguintes achados laboratoriais ocorrem em

DBA. Macrocitose associada a reticulocitopenia. A contagem de glóbulos brancos e de plaquetas é geralmente normal na apresentação, mas a neutropenia e a trombocitopenia estão a ser reconhecidas com mais frequência e a falência da medula trilinear pode tornar-se evidente com o aumento da idade.

2- A síndrome de Pearson é caracterizada por todas as seguintes características, exceto a-Neutropenia, vacuolização dos precursores da medula óssea com sideroblastos.

b-Disfunção endócrina do pâncreas

c- A anemia pode apresentar-se a partir de 1 mês de idade.

A deleção d-A no DNA mitocondrial foi encontrada na síndrome de Pearson.

e- Em muitos casos, a anemia pode desaparecer com a idade.

Resposta correcta b

Disfunção pancreática exócrina e acidose metabólica. A anemia pode apresentar-se com 1 mês de idade em 25% e com 6 meses de idade em 70% dos indivíduos afectados. Em muitos casos, a anemia pode desaparecer com a idade. No entanto, muitos doentes desenvolvem doença neurodegenerativa (síndrome de Kearns-Sayre) mais tarde na infância ou na idade adulta.

3-   Os critérios de diagnóstico da Anemia de Diamond-Blackfan incluem todos os seguintes, exceto

a-Anemia normocrómica, ou geralmente macrocítica.

b- Medula normocelular com escassez selectiva de precursores eritróides

c- Idade inferior a 1 ano Apoio .

d- História familiar negativa .

e-Nível elevado de hemoglobina fetal.

Resposta correcta d

Os critérios de diagnóstico incluem história familiar positiva e anomalias congénitas descritas na DBA clássica, macrocitose, hemoglobina fetal elevada e atividade elevada da adenosina desaminase eritrocitária.

4-   A anemia transitória da infância inclui todas as seguintes situações, exceto a- Existe normalmente uma história de uma doença viral inespecífica precedente de 1-2 meses

b- Os níveis séricos de eritropoietina estão elevados, de acordo com o grau de anemia.

c- A grande maioria dos doentes recupera ao fim de 6 meses.

d- A contagem de glóbulos brancos e de plaquetas é normalmente normal.

e- A hemoglobina desce para níveis que variam entre 3 e 8 g/dl.

Resposta correcta d

A recuperação espontânea ocorre no espaço de semanas a meses, com a grande maioria dos doentes a recuperar no espaço de 1 mês. A TEC raramente reaparece. Tratamento: Transfusão de concentrado de glóbulos vermelhos se houver compromisso cardiovascular iminente. Dado que a recuperação é normalmente rápida, deve ser feita uma contenção no que respeita às transfusões de glóbulos vermelhos. A contagem de reticulócitos é de 0%. - A contagem de glóbulos brancos e de plaquetas é normalmente normal. Aproximadamente 10% dos doentes podem ter neutropenia significativa (contagem absoluta de neutrófilos (ANC), ,1000/mm3) e 5% têm trombocitopenia (contagem de plaquetas, ,100.000/mm3).A medula óssea mostra ausência de precursores de glóbulos vermelhos, exceto quando o diagnóstico da medula óssea é realizado durante a recuperação precoce (antes de uma reticulocitose), quando podem ser observados graus variáveis de maturação eritroide.

5-   A CDA é uma anemia disertiropoiética congénita caracterizada por todas as seguintes características, exceto

a- Eritropoiese ineficaz .

b- A medula óssea apresenta anomalias nos mielobastos e megacariócitos e em todas as outras células precursoras.

c- Anemia congénita ligeira crónica (os glóbulos vermelhos têm anomalias inespecíficas; pontilhado basófilo, normoblastos ocasionais) que se apresenta normalmente na infância.

d-Icterícia ligeira crónica ou intermitente e esplenomegalia.

e- Foi efectuado com êxito um transplante de células estaminais na ADC dos tipos I e II.

Resposta correcta b

Eritropoiese ineficaz (morte intramedular dos glóbulos vermelhos, anemia com reticulocitopenia e hiperplasia eritroide da medula). Resposta reticulocitária insuficiente para o grau de anemia no contexto de hiperplasia eritroide na medula. - Granulopoiese e trombopoiese normais.

por anomalias morfológicas específicas na medula óssea, que consistem num aumento do número de precursores de glóbulos vermelhos morfologicamente anormais e predomina a normoblastose bi e multinucleada.

6- As anemias sideroblásticas são caracterizadas por todas as seguintes características, exceto a-Hemólise ligeira a moderada devida à destruição de glóbulos vermelhos periféricos de etiologia desconhecida

b- São frequentemente secundárias a defeitos da δ-aminolevulinic acid synthase .

c- As porfírias apresentam normalmente anemia sideroblástica.

d- Anemia que pode ser normocítica, normocrómica ou microcítica.

e-Reticulocitopenia e eritropoiese ineficaz (i.e., hiperplasia eritroide na medula óssea apesar da anemia).

Resposta correcta c

As porfírias não apresentam anemia sideroblástica porque são caracterizadas por defeitos nas etapas citoplasmáticas da síntese do heme. Anemia que pode ser normocítica, normocrómica ou microcítica, e hipocrómica, exceto na síndrome de Pearson, que se caracteriza por uma anemia macrocítica provavelmente devida a uma eritropoiese de tipo fetal. Reticulocitopenia e eritropoiese ineficaz (i.e., hiperplasia eritroide na medula óssea apesar da anemia).

7- As anemias sideroblásticas são caracterizadas por todas as seguintes características, exceto a- No tipo congénito, os anéis de ferro são predominantemente observados nos primeiros normoblastos.

d- A biossíntese do heme envolve oito enzimas.

c- A piridoxina oral é utilizada em alguns doentes.

d- O transplante de células estaminais é utilizado se a anemia for secundária à MDS.

e- A remoção da toxina ou do medicamento responsável pela anemia pode ser eficaz.

Resposta correcta a

Nas anemias sideroblásticas congénitas, os anéis de ferro são predominantemente observados em normoblastos tardios (isto é, normoblastos ortocromáticos e policromatófilos), enquanto que na forma adquirida são observados em células eritróides mais precoces (isto é, normoblastos basófilos). A biossíntese do heme envolve oito enzimas, quatro das quais são citoplasmáticas e quatro estão localizadas nas mitocôndrias.

8-   A neutropenia congénita grave inclui todas as seguintes situações, exceto a síndrome de a-Kostmann, um padrão de hereditariedade autossómico recessivo.

b-O seu defeito genético subjacente no gene HAX1 no cromossoma 1.

c-Mutações no gene da elastase resultam numa diminuição da mielopoiese...

d-Os hemogramas revelam um baixo número de leucócitos com uma ANC inferior a 200/mm3 .

e- Durante o primeiro ano de vida, omphalitis e otite média recorrentes.

Resposta correcta d

As contagens sanguíneas revelam um número normal de leucócitos com um ANC inferior a 200/mm3 e uma eosinofilia e monocitose compensatórias. A incidência de SCN é de dois por milhão de habitantes. Cerca de 60% têm mutações diversas no gene da elastase dos neutrófilos (ELANE). As mutações do ELANE na SCN resultam numa elevada taxa de apoptose prematura nos precursores dos neutrófilos, o que resulta numa diminuição da mielopoiese.O seu defeito genético subjacente deve-se a mutações em homozigotia no gene HAX1 do cromossoma. Durante o primeiro ano de vida, é frequente a ocorrência de onfalite, otite média, infecções do trato respiratório superior, pneumonite, abcessos cutâneos e abcessos hepáticos, com culturas positivas para estafilococos, estreptococos e Pseudomonas.

9- As complicações associadas à utilização de G-CSF incluem todas as seguintes, exceto

a-Dores ósseas.

b- Esplenomegalia.

c- Osteopenia.

Púrpura de Henoch-Schonlein tipo de vasculite induzida por imunocomplexos.

e-Trombocitose.

Resposta correcta e

Trombocitopenia, púrpura de Henoch-Schonlein tipo de vasculite da pele induzida por imunocomplexos e/ou glomerulonefrite.

10- A disgenesia reticular é uma doença das células estaminais que inclui todas as seguintes características, exceto:

a-Maturação das linhagens mieloide e linfoide é defeituosa.

b-A produção de plaquetas e de glóbulos vermelhos também pode ser afetada.

c-Os indivíduos afectados têm neutropenia grave.

d - Há ausência de tecidos linfóides periféricos e amígdalas.

e-O transplante de células estaminais hematopoiéticas pode ser curativo.

Resposta correcta b

A taxa de mortalidade é elevada devido a infeção numa idade precoce. A produção de plaquetas e de glóbulos vermelhos é normal.

11- Um rapaz de 10 anos foi diagnosticado como tendo adquirido anemia aplástica grave e foi tratado com globulina antitimócito (ATG) e ciclosporina. Uma semana após o tratamento com ATG, desenvolveu febre e uma erupção maculopapular eritematosa ao longo dos bordos das palmas das mãos e das plantas dos pés. Também se queixou de lombalgia e dor bilateral nas articulações do joelho. Qual é a etiologia mais provável destes sintomas?

a-Reação aos antibióticos
b-Doença do soro
c-Infeção viral
d-Doença do enxerto contra o hospedeiro
e- Nenhuma das anteriores.
Resposta correcta b
Os sintomas da doença do soro são causados pela formação e deposição de complexos imunitários e pela fixação do complemento. O período de tempo típico para a doença do soro após o tratamento com ATG é de 5-11 dias após a primeira dose de ATG. O padrão de distribuição desta erupção cutânea é clássico de uma erupção cutânea de doença do soro. Os sintomas podem também incluir febre, mialgia e artralgia.
Podem também ocorrer sintomas gastrointestinais e neurológicos. Pode ser observada disfunção renal, mas é tipicamente transitória. Os exames para excluir etiologias infecciosas devem ser efectuados de imediato, uma vez que o doente está imunocomprometido nesta fase. A doença

do enxerto contra o hospedeiro pode resultar da transfusão de produtos sanguíneos irradiados para um hospedeiro imunocomprometido.

12- Qual das seguintes afirmações é falsa acerca da anemia aplástica hereditária? a-AML num membro da família levanta a possibilidade de uma insuficiência hereditária da medula óssea. b-Testes para a anemia de Fanconi podem ser negativos se os linfócitos com mosaicismo somático.
c-O diagnóstico da anemia de Fanconi por fibroblastos da pele.
d- Os doentes com anemia de Fanconi podem responder à ATG e à ciclosporina. e-Transplante de medula óssea hemopoiética curável em alguns casos.
Resposta correcta d
As análises ao sangue para a anemia de Fanconi podem ser negativas se os linfócitos tiverem revertido para o tipo selvagem (mosaicismo somático). O padrão de ouro para estabelecer o diagnóstico de anemia de Fanconi nesta situação é testar os fibroblastos da pele para a anemia de Fanconi. Atualmente, não existe qualquer vantagem em testar o aspirado de medula óssea para a quebra cromossómica, uma vez que o mosaicismo somático também foi registado nas linhagens hematopoiéticas e os ensaios de quebra cromossómica não foram padronizados para as amostras de medula óssea. Os doentes com anemia de Fanconi normalmente não respondem à terapêutica com ATG e ciclosporina para a anemia aplástica.

13- Insuficiência da medula óssea associada a todas as seguintes situações, exceto a-As anomalias do polegar do doente podem estar presentes

b- Teste de fragilidade cromossómica utilizado para a anemia de fanconi. na presença de ADN

C-Os ensaios de comprimento dos telómeros são úteis no diagnóstico da disqueratose congénita.

d-Os níveis de adenosina desaminase eritrocitária estão diminuídos em doentes com anemia de Diamond-Blackfan.

e- A transfusão de sangue e de plaquetas é essencial na maioria dos casos.

Resposta correcta d

14- Todas as seguintes afirmações são verdadeiras na síndrome de insuficiência medular familiar (disqueratose congénita), exceto:
a-Cinzentismo precoce
b-Fibrose pulmonar idiopática c-Anomalias hepáticas d-Osteopenia
e-Perda de marcadores de superfície celular ancorados em GPI.
Resposta correcta e
A perda de marcadores de superfície celular ancorados em GPI é uma caraterística distintiva da HPN. A DC é caracterizada pela tríade clássica de displasia ectodérmica que consiste em: Pigmentação anormal da pele na parte superior do tórax e no pescoço. Unhas displásicas. Leucoplasia das membranas mucosas orais. Predisposição para a insuficiência da medula óssea.
15- A eritroblastopenia transitória da infância (TEC) inclui o carácter verdadeiro:

a- É causada por mutações genéticas na síntese dos ribossomas.

b-Concentração elevada de hemoglobina F no momento do diagnóstico

c-Atividade elevada da adenosina desaminase eritrocitária (eADA)

d-A PRCA adquirida pode ocorrer devido a infecções.

d- A presença do antigénio i RBC .

Resposta correcta d

A PRCA adquirida pode ocorrer devido a infecções, medicamentos e doenças auto-imunes, mas a causa mais comum nas crianças é a TEC. A TEC geralmente resolve-se espontaneamente em 1 a 2 meses, embora alguns doentes possam necessitar de transfusões de glóbulos vermelhos se a anemia for suficientemente grave para causar compromisso cardiorrespiratório.

16- A anemia hipoplásica congénita (anemia de Diamond-Blackfan, DBA) inclui todas as seguintes situações, exceto

a - Normalmente torna-se sintomático na primeira infância.

b-Ocasionalmente, a perturbação é diagnosticada mais tarde na infância.

c-As características mais marcantes são a anemia macrocítica e a reticulocitopenia.

d-Ausência de precursores de hemácias em uma medula óssea normalmente celular.

e-Níveis normais de eritropoietina (EPO) estão presentes no soro e na urina.

Resposta correcta e

Estão presentes níveis elevados de eritropoietina (EPO) no soro e na urina, embora não tenham sido identificadas mutações no gene do recetor da EPO.

17- A anemia hipoplásica congénita inclui todas as seguintes situações, exceto

a-Em cerca de 25% dos casos, são observadas mutações no gene *RPS19.*

b- Aproximadamente 40-45% dos casos de DBA são familiares, com uma relação autossómica recessiva.

c-Alguns bebés afectados parecem pálidos à nascença .

d- O atraso de crescimento é reconhecido em cerca de 30% das crianças.

e-As malformações congénitas são observadas em cerca de 35-45%.

Resposta correcta b

Cerca de 40-45% dos casos de DBA são familiares, com um padrão de hereditariedade autossómico dominante. Os restantes são esporádicos ou familiares, com padrões de hereditariedade variáveis. Embora a hematopoiese seja normalmente adequada na vida fetal, alguns bebés afectados parecem pálidos ao nascimento ou nos primeiros dias após o nascimento; raramente ocorre hidropisia fetal. A anemia profunda torna-se normalmente evidente por volta dos 2-6 meses de idade, ocasionalmente um pouco mais tarde. O atraso de crescimento (baixa estatura) é reconhecido em cerca de 30% das crianças, e as malformações congénitas são observadas em cerca de 35-45%.

18- As anomalias mais comuns da anemia hipoplásica congénita incluem

a-As anomalias craniofaciais incluem hipotelorismo .

b-Anomalias do polegar .

c - O pulso radial pode estar ausente.

d-Anomalias oftalmológicas.

e-Anomalias neuromotoras .

Resposta correcta a

As anomalias craniofaciais são as mais comuns e incluem hipertelorismo e nariz arrebitado. As anomalias do polegar, incluindo o achatamento da eminência tenar e o polegar trifalângico, podem ser bilaterais ou unilaterais. O pulso radial pode estar ausente. Também foram identificadas anomalias oftalmológicas, urogenitais, cardíacas, músculo-esqueléticas e neuromotoras.
Em geral, as anomalias são diversas, não surgindo um padrão específico entre a maioria das pessoas afectadas.

19- Os achados laboratoriais da síndrome de Blackfan-diamond incluem todos os seguintes aspectos, exceto

a - As hemácias são geralmente macrocíticas para a idade, mas não há neutrófilos hipersegmentados.

b- Aumento da expressão do antigénio "i".

C-A atividade da adenosina desaminase (ADA) eritrocitária está aumentada na maioria dos doentes.

d- Contagem normal de plaquetas e neutrófilos sempre presentes.

e-Os níveis de ferro sérico estão elevados.

Resposta correcta d

Pode também estar presente trombocitose ou raramente trombocitopenia e, ocasionalmente, neutropenia

20- Qual das seguintes afirmações é falsa?

a-A eritroblastopenia transitória da infância diferenciada da DBA pelo seu início relativamente precoce.

b-Macrocitose e ADA eritrocitária elevada estão geralmente associadas à DBA e não à TEC.

c-A doença hemolítica do recém-nascido resolve-se normalmente de forma espontânea às 5-8 semanas de idade.

d-Crise anémica aplástica caracterizada por reticulocitopenia e por diminuição do número de precursores de hemácias, frequentemente causada por infeção por parvovírus B19.

e-A ausência do parvovírus B19 detectado pela reação em cadeia da polimerase é uma caraterística essencial para estabelecer o diagnóstico de DBA em bebés jovens.

Resposta correcta a

A síndrome de eritroblastopenia transitória da infância diferencia-se da DBA pelo seu início relativamente tardio, embora se desenvolva ocasionalmente em bebés com menos de 6 meses de idade.

21- O prognóstico da síndrome de Blackfan-diamond DBA inclui todos os seguintes aspectos, exceto

a-Aproximadamente 40% são dependentes de transfusão, 40% são dependentes de esteróides.

a-A maioria das remissões ocorre na primeira década.

c-Cerca de 70% das mortes estavam relacionadas com anemia aplástica e malignidade.

O d-DBA pode ser um síndroma pré-maligno.

e-Osteossarcoma pode estar associado a BDS .

Resposta correcta c

Cerca de 70% das mortes estavam relacionadas com o tratamento (infeção oportunista secundária à terapêutica com corticosteróides, sobrecarga de ferro, complicações do transplante, etc.) e cerca de 30% estavam relacionadas com a doença (anemia aplástica e malignidade). Entre os doentes com DBA, aproximadamente 40% são dependentes de transfusões, 40% são dependentes de esteróides e 20% não necessitam de qualquer terapia para manter um nível de hemoglobina aceitável.

22- A síndrome de Pearson é uma forma de anemia hipoplásica congénita que inclui todas as seguintes características, exceto

a- Existem eritroblastos vacuolados e mieloblastos na medula óssea.

b- Envolve também o pâncreas, o rim e o fígado.

c-A insuficiência da medula aparece geralmente no período neonatal.

d-O nível de hemoglobina F é normal.

Resposta correcta e

Existem eritroblastos vacuolados e mieloblastos na medula óssea. Esta doença muito rara é considerada uma variante única da anemia sideroblástica congénita porque a medula também contém sideroblastos em anel.

23- A Eritroblastopenia Transitória da Infância TEC inclui todas as seguintes situações, exceto

a-Praticamente todas as crianças recuperam num período de 1-2 meses.

b- A anemia desenvolve-se lentamente.

A terapia com corticosteróides pode ser utilizada durante um curto período de tempo.

d- Se necessitar de mais de uma transfusão, deve ser reavaliado para outro possível diagnóstico.

e-Pode ser confundida com aplasia de hemácias induzida por parvovírus.

Resposta correcta c

A terapêutica com corticosteróides não tem qualquer valor nesta doença.

24- Aplasia dos glóbulos vermelhos em crianças inclui todas as seguintes situações, exceto

a-Este tipo crónico de aplasia de hemácias mediada por anticorpos é extremamente raro na infância.

b-Cloranfenicol, também pode inibir a eritropoiese por efeito idiossincrático.

c-O parvovírus persistente ocorre raramente em doenças de imunodeficiência congénita.

d-Pode ser necessária a deteção do vírus da Parvo através da reação em cadeia da polimerase.

e-Tipo de anticorpo adquirido em pacientes com tratamento com eritropoietina.

Resposta correcta b

Alguns medicamentos, como o cloranfenicol, também podem inibir a eritropoiese de forma dependente da dose. A reticulocitopenia, a hipoplasia eritroide e os pronormoblastos vacuolados na medula óssea são efeitos reversíveis deste medicamento. Estes efeitos são distintos do desenvolvimento idiossincrático e raro de anemia aplástica grave em receptores de cloranfenicol. A aplasia pura de glóbulos vermelhos adquirida, mediada por anticorpos, é também uma complicação rara em doentes tratados cronicamente com eritropoietina humana recombinante (EPO), normalmente para a insuficiência renal crónica.

25-   Qual é a melhor prova de que a anemia aplástica idiopática é uma doença autoimune?

a-A presença de anticorpos séricos contra glóbulos vermelhos, neutrófilos e plaquetas.

b-A presença de um aumento dos linfócitos T citotóxicos na medula óssea.

b-A presença de infiltrados de linfócitos B na medula óssea.

d-Esplenomegalia.

e- O tratamento com imunossupressão leva à recuperação da medula.

Resposta correcta e

A anemia aplástica resulta de um mecanismo imunologicamente mediado, tecido-específico e destruidor de órgãos. Postula-se que, após a exposição a um antigénio incitante, as células e as citocinas do sistema imunitário destroem as células estaminais no medula óssea, resultando em pancitopenia. O tratamento com imunossupressão leva à recuperação da medula.

26-   Um rapaz de 10 anos apresenta-se com uma contagem de plaquetas de 70.000/mm3 e MCV 100. O seu esfregaço periférico é normal. Ao exame, apresenta equimoses no cotovelo e na articulação do joelho bilateralmente. Os seus parâmetros bioquímicos séricos, incluindo a LDH e o ácido úrico, são normais. O seu exame físico também é normal. Qual é o passo seguinte adequado?
a-Uma consulta de genética.
b-Estudo da medula óssea. c-Testes de função plaquetária.
d-Medição de anticorpos antiplaquetários e-Avaliação imunológica completa.

Resposta correcta b

A anemia aplástica adquirida pode ser idiopática ou secundária. Pelo menos 70% dos casos são idiopáticos. As alterações megaloblásticas e outras características indicativas de diseritropoiese são frequentemente observadas nos precursores eritróides da anemia aplástica. A biópsia da medula óssea é essencial para avaliar a celularidade para o diagnóstico e para excluir a possibilidade de uma má técnica de aspiração ou de uma amostragem deficiente da medula óssea; além disso, ajudará a excluir granulomas, mielofibrose ou leucemia.

27- Os doentes com anemia de Fanconi têm um defeito congénito na:

a-Síntese do ADN.

b-Reparação do ADN.

c-Anormalidades citoplasmáticas.

d-Síntese de ARN.

e-Reparação do ARN.

Resposta correcta b

Os indivíduos afectados têm um defeito num ou noutro dos componentes de um complexo multiproteico que desempenha um papel fundamental na reparação do ADN.

28- Qual é o tratamento de escolha para uma criança em idade pré-escolar com anemia aplástica idiopática grave e que tem um irmão mais velho HLA - compatível com ele. O tratamento é:
a-Observação atenta da melhoria espontânea.
Transplante de células estaminais b-HLA.
c-Terapia imunomoduladora .
d-G-CSF e androgénios.
e-Ciclofosfamida em dose elevada.
Resposta correcta b
O TCTH de um dador irmão compatível é sempre superior como terapêutica primária em doentes jovens (menos de 20 anos de idade) com qualquer contagem de neutrófilos.

29- Qual das seguintes afirmações é verdadeira em relação à anemia de Fanconi?

A anemia de Fanconi (AF) é herdada de forma autossómica dominante.

b-75% dos doentes têm entre 3-14 anos de idade.

c-70% têm FANC A mutante, 10% FANC C, 10% FANC G, 5% FANC E

d-Resposta com androgénios é de aproximadamente 50%.

e- Os leucócitos aumentam primeiro, depois as plaquetas e, por fim, a hemoglobina.

Resposta correcta e

A anemia de Fanconi (AF) é herdada como um padrão autossómico recessivo em 99% (raramente pode haver herança ligada ao sexo do gene mutante FANC B), 75% dos doentes têm entre 3-14 anos de idade. 70% têm FANC A mutante, 10% FANC C, 10% FANC G, 5% FANC E e os restantes têm outras mutações. O teste DEB é a norma de ouro, mas a MMC continua a ser utilizada. 10 a 15% podem ter citogenética de stress negativa com DEB ou MMC. Geralmente tem alfa-fetoproteína elevada. A taxa de transformação maligna é de 16% e o tumor sólido MC é o CEC da cabeça e pescoço. A resposta com androgénios é de aproximadamente 50%. Primeiro, a Hb aumenta, depois os leucócitos e, em seguida, as plaquetas. Os corticosteróides são adicionados aos androgénios para evitar a aceleração do crescimento induzida pelos androgénios e para evitar hemorragias trombocitopénicas.

30- Uma criança do sexo masculino com 15 meses de idade é-lhe enviada por pancitopenia e acidose grave. O exame da medula óssea mostra precursores eritróides vacuolados e blastos laterais anelados. A doença é:

a-Aquisição.

b-herdado como autossómico dominante.

c-Herda como autossómica recessiva d-Resultado de uma deleção do ADN mitocondrial. e-Herda como recessiva ligada ao X.

Resposta correcta d

Síntese defeituosa do heme e acumulação de ferro, especialmente nos precursores eritróides. Esta acumulação de ferro provoca danos oxidativos na maquinaria mitocondrial através de uma reação de Fenton (ou seja, a formação de um radical hidroxilo catalisado pelo ferro e por espécies reactivas de oxigénio que danificam o ADN mitocondrial através da ligação cruzada de cadeias de ADN ou promovendo a formação de ligações cruzadas de proteínas do ADN)

31- Qual é a sequência de resposta à terapêutica com androgénios na anemia de Fanconi?

a. WBC → Hb → Plaquetas.

b. Plaquetas → WBC → Hb.

c. Hb → WBC → Plaquetas.

d. Hb → Plaquetas → Leucócitos.

e-Platelet → Hb → WBC.

Resposta correcta c

A terapêutica com androgénios, como a oximetolona (2 - 5 mg/kg/dia), e a redução gradual para a dose eficaz mais baixa é eficaz em aproximadamente 50% dos doentes. Relatos anedóticos recentes e pequenos estudos sugerem que o Danazol pode ser um androgénio sintético eficaz com menos efeitos virilizantes.

32- Qual dos seguintes padrões de hereditariedade pode ser normalmente observado na disqueratose congénita?

a-Dominante autossómica

recessivo ligado ao b-X

c-Recessivo autossómico

d-Herança multifatorial

e- Todas as anteriores.

Resposta correcta b

Foram associadas à DC mutações em oito genes da via de manutenção da telomerase. A DC é mais frequentemente herdada como uma doença recessiva ligada ao X, mas também pode ser autossómica dominante ou recessiva. A tríade diagnóstica é constituída por pigmentação reticulada da pele, leucoplasia das mucosas e distrofia das unhas. A anemia aplástica ocorre em até 50% dos casos e geralmente na segunda década.

33- Qual das seguintes doenças pode ser facilmente diagnosticada por aspirado de MO sem biópsia de MO?

a-Anemia aplástica adquirida.

b-Granuloma envolvendo a medula óssea.

c-Mielofibrose.

Armazéns de d-ferro.

Anemia aplástica e-Hereditária.

Resposta correcta d

34- Uma criança de quatro anos de idade apresenta anemia grave, reticulocitopenia, doença febril associada a exantema cutâneo facial típico, artralgia e artrite. Qual é o agente etiológico mais provável?

a-Infeção pelo vírus da hepatite A

Infeção por b-CMV

c- Vírus da Rota.

vírus d-Rhino .

e- Infeção por parvovírus B 19.

Resposta correcta e

Infeção por Parovírus B 19 É muito provável que a criança tenha uma PRCA secundária a uma infeção por Parvovírus B 19. Deve ser diferenciada da eritroblastopenia transitória da infância. Quinta doença: O Ab IgM está presente no sangue, os níveis de vírus são baixos ou os sintomas e sinais de erupções cutâneas típicas "Slapped check" e artralgia ou artrite (que são secundárias a complexos imunes).

35- A celularidade da BM na anemia aplástica grave:

a- < 10%

b- < 25%

c- < 60%

d- < 75%

e-< 90%

Resposta correcta b

Definição de Anemia Aplástica duas das seguintes características devem estar presentes Hb < 10 gm/dL , Contagem de plaquetas < 50.000 / mm3 , Contagem de neutrófilos < 1500 / mm3. AA grave → Celularidade da MO < 25% ou 25-50% com contagem de neutrófilos < 500, contagem de plaquetas < 20.000/mm3 e contagem de reticulócitos < 20.000/mm3. AA muito grave → Como para grave mas com neutrófilos < 200 / mm3 .

36- Qual dos seguintes agentes clastogénicos é utilizado no diagnóstico da anemia aplástica?

a-Mitomicina C

b-Actinomicina D

c-Androgénio.

d- Ciclosporina.

e- Ciclofosfamida.

Resposta correcta a

Todos os agentes clastogénicos que provocam quebras no ADN. O DEB e a mitomicina C têm sido utilizados em testes de diagnóstico.

38- Quais das seguintes situações não estão associadas à toxicidade da ciclosporina (CSA)?

a-Hipertensão.

b-Convulsão.

c-Hipocalemia.

d-Tremor.

e-Hirsutismo.

Resposta correcta c

Principais efeitos secundários da CSA: Disfunção renal, tremores, hirsutismo, hipertensão e hiperplasia gengival. Efeitos secundários pouco frequentes da CSA: Hipercalemia significativa, hiperuricemia, hipomagnesemia, hepatotoxicidade, lipemia, toxicidade para o sistema nervoso central (incluindo convulsões) e ginecomastia. Um aumento superior a 100% do nível de bilirrubina ou das enzimas hepáticas é tratado da mesma forma que um aumento superior a 30% da creatinina e justifica uma redução da dose de CSA em 2 mg/kg/dia por semana até que a bilirrubina e/ou as enzimas hepáticas regressem ao intervalo normal.

39- A morte na anemia de Diamond-Blackfan DBA deve-se principalmente a

a- Sobrecarga do ferro.

b-Tumores sólidos.

c- Leucemia

d-Síndrome mielodisplásica.

e-Anemia aplástica grave.

Resposta correcta a

A morte na anemia de Diamond-Blackfan DBA deve-se principalmente a causas relacionadas com o tratamento (sobrecarga de ferro, infeção, complicações do transplante de células estaminais) em 67% dos casos, por oposição a causas relacionadas com a doença (tumores sólidos, leucemia e MDS, SAA). É provável que esta situação se altere com a melhoria da gestão da sobrecarga de ferro e do TCTH.

40- Todos são efeitos adversos da terapêutica com eritropoietina EPO, exceto:

a-Hipertensão

b-Convulsão

c-Aplasia pura dos glóbulos vermelhos PRCA

d-Osteopenia

e-Trombose.

Resposta correcta d

Os efeitos adversos da eritropoietina são hipertensão, convulsões, trombose da fístula arteriovenosa, hipercalemia, PRCA secundária a anticorpos anti-EPO.

41- Fosfatase alcalina leucocitária elevada presente em todas as seguintes situações

a-Anemia plástica.

b- Linfoma de Hodgkin.

c- Policitemia vera

d-Reação leucemóide e-Fase crónica da leucemia mieloide crónica.

Resposta correcta e

Baixa na fosfatase alcalina leucocitária na HPN, hereditária, hipofosfatemia, LMC-CP. Elevada na anemia aplástica, linfoma de Hodgkin, policitemia vera, reação leucemóide e LMC em AP (leucemia mieloide crónica em fase aplástica).

43-Todas as seguintes afirmações sobre a anemia de Fanconi são verdadeiras, exceto:

a-Baixa estatura.

b-Herança autossómica dominante

c-Anomalias renais.

d-Anomalias congénitas do esqueleto.

E - Eritrócitos normocíticos/macrocíticos.

Resposta correcta b

A AF é herdada como uma doença autossómica recessiva (0,99%) e raramente como uma recessiva ligada ao X (FANCB, ,1%) e é a anemia aplástica hereditária mais frequente. O FANCA é o grupo de complementação mais comum, representando cerca de 70% dos casos.

35-Qual é a doença maligna sólida mais comum na anemia de Franconia (FA)?

a-Cancro do pulmão.

b-Carcinoma de células escamosas da cabeça e do pescoço .

c - Malignidade do aparelho geniturinário.

d-Cancro de pele.

e-Craniofaringioma.

Resposta correcta b

Existe um risco relativo quase 800 vezes maior de desenvolver LMA e talvez um risco relativo ainda maior de tumores não hematológicos (por exemplo, carcinoma de células escamosas da cabeça e pescoço, cancro da mama, rim, pulmão, cólon, osso, retinoblastoma e ginecológico feminino) em doentes com AF. Em geral, estes ocorrem em idades muito mais jovens do que os observados na população em geral. Um número relativamente elevado de doentes só toma conhecimento de que tem AF quando lhes é diagnosticado um cancro. Também pode ocorrer neoplasia hepática relacionada com androgénios, normalmente benigna.

36- O defeito genético da HPN é:

Mutação a-Somática

b-Translocação

c-Deleção

d-Encurtamento dos telómeros.

e-Inversão.

Resposta correcta a

Os doentes com HPN têm uma mutação somática no gene PIG-A

(phosphatidylinositol glycan complementation group A). Esta
mutação ocorre nas células estaminais hematopoiéticas primitivas.

37- Qual dos seguintes medicamentos pode causar anemia aplástica
adquirida?

a- Penicilina.

b-Paracetamol.

c-Trimetoprim-sulfametoxazol.

d-Captopril.

e-Difenidramina.

Resposta correcta c

A criança pode desenvolver pancitopenia após um curso de
Trimetoprim-Sulfametoxazol, que é conhecido por causar supressão
da medula óssea.

38- Qual é o único teste utilizado para distinguir entre a anemia de
Diamond-Blackfan e a eritrocitopenia transitória da infância (TEC)?

Nível de a-Ferritina.

b-Eletroforese da hemoglobina.

Nível da enzima c-Elastase.

d-Nível de adenosina desaminase eritrocitária.

Níveis da enzima e-Purvato quinase.

Resposta correcta e

Os níveis de adenosina desaminase eritrocitária ajudam a distinguir
entre a anemia de Diamond-Blackfan e a eritrocitopenia transitória da
infância (TEC), ambas podendo apresentar-se com aplasia pura dos
glóbulos vermelhos. A anemia de Diamond-Blackfan é uma síndrome
de insuficiência da medula óssea que resulta de um defeito na

biossíntese dos ribossomas, fazendo com que os glóbulos vermelhos sejam sensíveis à morte por apoptose.

39- A ausência do polegar está associada a qual das seguintes situações

a-Trombocitopenia amegacariocítica congénita.

b-Anemia de Diamante-Blackfan (DBA).

c- Disqueratose congénita.

d-Anemia de Fanconi (AF)

e- Trombocitopenia com ausência de raios (TAR).

Resposta correcta d

Os doentes com TAR podem ter polegares hipoplásicos ou mal posicionados, mas não os polegares ausentes que estão associados apenas a doentes com AF.

40- Qual é o diagnóstico mais provável para o doente com neutropenia, insuficiência pancreática exócrina e baixa estatura?

a-Anemia de Fanconi b-Síndrome de Shwachman-Diamond

Síndrome C-Blackfan-Diamond

d-Fibrose quística.

síndrome de e-kostman.

Resposta correcta b.

A Síndrome de Shwachman-Diamond é uma doença autossómica recessiva causada por uma mutação no gene SBDS (encontrada em 90% dos casos). Para o diagnóstico, o doente deve apresentar 2 características essenciais: Insuficiência pancreática e 1 ou mais citopenias.
Aparecimento tardio de centros de ossificação secundários em 100% dos casos. Os doentes têm uma propensão para se transformarem em MDS ou AML.

41- Qual destas catogrifes é falsa acerca da anemia diserteropoiética congénita (ADC)?

a-Os leucócitos e a contagem de plaquetas são normais

b-Mostra eritropoiese ineficaz e multinuclearidade dos eritroblastos

c-Apresenta frequentemente uma infeção por parvovírus

d-A anemia é normalmente observada pela primeira vez na infância.

e-Esplenomegalia.

Resposta correcta c

A ADC é caracterizada por eritropoiese ineficaz, multinuclearidade eritroide da medula óssea e hemossiderose secundária, independentemente da sobrecarga de ferro transfusional. A granulopoiese e a trombopoiese são normais. Os tipos I e II são autossómicos recessivos, enquanto o tipo III é autossómico dominante. Tipo II: maturação eritroide normocítica, normoblástica (10-35% de formas binucleadas), teste de Ham positivo.

42- Qual das seguintes situações pode não ser observada na aplasia pura dos glóbulos vermelhos PRCA?

a-Anemia

b-Baixo nível de reticulócitos

C - A esplenomegalia é uma caraterística comum.

d-Redução das células da série eritroide no aspirado de medula óssea.

e-Anemia macrocítica.

Resposta correcta c

A PRCA é caracterizada por anemia com reticulocitopenia e muito poucos precursores eritróides na medula óssea, não sendo a hepatoesplenomegalia uma caraterística comum. A anemia de Diamond-Blackfan (DBA) é uma aplasia pura dos glóbulos vermelhos rara, predominantemente, mas não exclusivamente, da infância, resultante de uma biossíntese defeituosa dos ribossomas. Como consequência, os progenitores e precursores eritróides são altamente sensíveis à morte por apoptose.

43- Qual das seguintes afirmações não é verdadeira em relação à anemia sideroblástica?

a- A maioria dos casos é adquirida como uma perturbação clonal da eritropoiese.

b-Pode responder à piridoxina

c- A medula óssea apresenta hiperplasia eritroide e a eritropoiese é ineficaz.

d-Pode ser causada por uma deficiência de vitamina B12.

e - Mais frequentemente causada por mielodisplasia.

Resposta correcta d

A anemia sideroblástica é caracterizada por uma anemia de gravidade variável e pela presença de sideroblastos em anel (presença de grânulos sideróticos dispostos em distribuição perinuclear à volta de 1/3 ou mais do núcleo). A medula óssea apresenta hiperplasia eritroide e há uma eritropoiese ineficaz que conduz a uma sobrecarga de ferro. A maioria das anemias sideroblásticas é adquirida como uma perturbação clonal da eritropoiese com vários graus de mielodisplasia. As formas hereditárias são pouco frequentes e ocorrem em indivíduos do sexo masculino com hereditariedade ligada ao X.

44- Qual dos seguintes órgãos não é afetado pela sobrecarga transfusional de ferro?

a- Rins

b-Paratiroide

c-Coração

d-Fígado

e- Pituitária

Resposta correcta a

O ferro acumula-se nas glândulas endócrinas, nomeadamente nas paratiróides, na hipófise, no pâncreas, no fígado e, sobretudo, no miocárdio.

45-   Qual das seguintes secreções hormonais anormais está associada à anemia de Fanconi?

a- Deficiência na secreção da hormona de crescimento.

b-Aumento da secreção de hormonas da tiroide

c-Aumentar a secreção da hormona do crescimento.

d- Deficiência na secreção da hormona prolactina.

b-Aumenta a secreção da hormona cortisol.

Resposta correcta a

As anomalias congénitas incluem um aumento da pigmentação da pele, juntamente com áreas café-com-leite e hipopigmentadas, baixa estatura (devido a uma diminuição da secreção da hormona do crescimento) e anomalias esqueléticas.

Bibliografia

I.   Orkin SH, Nathan DG, Ginsburg D, Look AT, Fisher DE, Lux SE.
       E-Book Hematologia e Oncologia da Infância e da Criança de Nathan e Oski. Elsevier Ciências da Saúde; 2014 Nov 14.
II.   Al-Ghafry M, Josephson CD. Princípios de banco de sangue pediátrico e
       práticas de medicina transfusional. InLanzkowsky's Manual of Pediatric Hematology and Oncology 2022 Jan 1 (pp. 749-765). Imprensa académica.
III.   Razaq M, Chouhan M. Clinical Profile of Hemophilia in Children in a Tertiary Care Hospital in North India (Perfil

Clínico da Hemofilia em Crianças num Hospital Terciário no Norte da Índia). JK Science. 2020;22(1(triste)36- 40.

IV.   Mirbehbahani N, Khosravi A, Livani S, Rashidbaghan A, Jahazi A, Ebneghasem R. O papel dos factores genéticos e ambientais no desenvolvimento de inibidores em doentes com hemofilia A no norte do Irão. Jornal Egípcio de Hematologia. 2020 Oct 1;45(4(sad)197

V.   Ishtaiwi IE, Abdelfatah NR, Mohammed MA, Elsafy OR. Impacto da Hemofilia na Qualidade de Vida Relacionada com a Saúde na População Pediátrica. O Jornal Egípcio de Medicina Hospitalar. 2021 Oct 1;85(1(sad)3407-1 2.

VI.   Rashid R, Mazumder MW, Karim AB, Begum F, Islam F, Sonia ZF. Doença de von Willebrand, uma causa rara de hemorragia gastrointestinal superior maciça: Relato de um caso. Jornal de Saúde Infantil do Bangladesh. 2019;43(3(sad)188-91

VII.   Fish JD, Lipton JM, Lanzkowsky P, editores. Lanzkowsky's manual of pediatric hematology and oncology. academic press; 2021 Jun 1.

Policitemia

1- A policitemia associada a todas as seguintes situações, exceto:

a- As policitemias primárias podem ainda ser congénitas ou adquiridas.

b- Pode estar presente uma massa normal de glóbulos vermelhos.

c- Hematócrito venoso superior a 65%.

d- Hiperglicemia

e-Hipocalcemia.

Resposta correcta

O hematócrito elevado pode estar associado à massa normal de eritrócitos e à diminuição do volume plasmático, a chamada policitemia espúria, de stress ou relativa. Uma leitura de hematócrito venoso superior a 65% ou uma concentração de hemoglobina venosa superior a 22 g/dl em qualquer altura durante a primeira semana de vida deve ser considerada como evidência de policitemia. Todos os bebés policitémicos podem estar associados a hipoglicemia, hipocalcemia e hiperbilirrubinemia.

2- As causas da policitemia infantil incluem todas as seguintes, exceto

tumor de a-Wilms

b-Hemangioblastoma.

c- Administração de esteróides.

d- Deficiência da hormona de crescimento

e- Policitemia Vera.

Resposta correcta d

3- A policitemia Vera (PV) caracteriza-se por todas as seguintes características, exceto a- É uma das doenças mieloproliferativas negativas do cromossoma Filadélfia

b- A trombose é maioritariamente venosa.

c- Eritromelalgia.

d- A PV pode apresentar-se com ácido úrico elevado.

e- Apresentações hemorrágicas ligeiras .

Resposta correcta b

A policitemia Vera (PV) é uma doença clonal que surge a partir de uma célula estaminal hematopoiética pluripotente e que se manifesta por uma produção excessiva de eritrócitos com níveis baixos de EPO e uma produção excessiva variável de leucócitos e plaquetas. A trombose distribui-se equitativamente entre trombose arterial e venosa. Menos frequente, mas mais específico da PV, é o síndroma de Budd-Chiari (trombose da veia hepática). A eritromelalgia está associada a um aumento da agregação plaquetária e responde frequentemente em poucas horas à terapêutica com aspirina em dose baixa ou regular. Menos frequentemente, a PV pode apresentar-se com ácido úrico elevado, com gota associada, devido ao aumento da renovação celular. As apresentações hemorrágicas são geralmente ligeiras, com hemorragia gengival e hematomas fáceis, embora possa ocorrer hemorragia gastrointestinal grave.

4- A policitemia Vera inclui todos, exceto

a- Pode ocorrer doença de von Willebrand adquirida.

b- Presença de JAK2V617F.

c-Biópsia da medula óssea mostrando hipercelularidade .

d- Aumento do nível sérico de eritropoietina (EPO).

e- Prurido.

Resposta correcta d

Tipicamente, na trombocitose essencial, quando a contagem de plaquetas é superior a 1 milhão/mm3 , associada à doença de von Willebrand adquirida. Cerca de 40% dos doentes adultos apresentam prurido, que normalmente piora após um banho ou duche quente, conhecido como prurido aquagénico. Isto tem sido atribuído a um aumento do número de mastócitos e a níveis elevados de histamina, e estes doentes podem apresentar pletora e rudeza na face.

5-   O tratamento da Policitemia Vera inclui todos, exceto;

a- A flebotomia é efectuada para manter os hematócritos inferiores a 45%.

b- A aspirina em dose baixa é utilizada para reduzir o risco de eventos tromboembólicos.

c- Pode utilizar a hidroxiureia.

d- Quimioterapia indicada em contagem de plaquetas superior a 1,5 milhões/mm3 .

e- A flebotomia reduz o risco de trombose em comparação com a hidroxiureia.

Resposta correcta e

Hidroxiureia Dose inicial de 20-30 mg/kg por dia. Esta dose é ajustada em função da resposta hematológica ou dos sinais de toxicidade. A hidroxiureia reduz o risco de trombose em comparação com a flebotomia ou flebotomia e aspirina.A flebotomia é efectuada para manter o hematócrito inferior a 45%. À medida que mais sangue é removido e o doente se torna deficiente em ferro, o hematócrito torna-se mais fácil de controlar e o horário da flebotomia deve ser ajustado em conformidade. No entanto, nalguns doentes, a deficiência de ferro pode tornar-se sintomática e causar perturbações neurocognitivas e diminuição da tolerância ao exercício.

6- A policitemia congénita familiar primária PFCP inclui todas as seguintes situações, exceto

a- Uma doença autossómica dominante .

b- Apresenta-se com leucocitose, trombocitose e esplenomegalia .

c- Estes doentes têm invariavelmente um nível baixo de EPO.

d- A flebotomia só deve ser utilizada nos sintomas de hiperviscosidade.

e- Embora a PFCP seja uma doença rara, é frequentemente diagnosticada erradamente como PV.

Resposta correcta b

Ao contrário da Policitemia Vera (PV), a PFCP não apresenta leucocitose, trombocitose ou esplenomegalia e não evolui para mielofibrose ou leucemia. Estes doentes têm invariavelmente níveis baixos de EPO porque as células progenitoras são extremamente sensíveis à EPO. A flebotomia só deve ser utilizada nos doentes com sintomas de hiperviscosidade.

7- A policitemia de Chuvash (PC) é uma policitemia endémica que inclui todas as seguintes características, exceto

a- Doenças autossómicas dominantes.

b- Os doentes com PC têm gases sanguíneos arteriais normais e P50 normal.

c- Têm frequentemente uma tensão arterial relativamente baixa.

d- Aumento do nível de EPO .

e- Diagnóstico por mutação do exão 12 do JAK2V617F ou do JAK2.

Resposta correcta a

Trata-se de uma doença autossómica recessiva caracterizada por uma mutação de perda de função do gene von Hippel Lindau (VHL) (VHLR200W), prejudicando assim a degradação das subunidades alfa dos factores induzidos pela hipóxia. Os doentes com PC têm gases sanguíneos arteriais normais e P50 normal. Têm frequentemente uma pressão arterial relativamente baixa, veias varicosas, anomalias vasculares benignas e um risco acrescido de hipertensão pulmonar.

8- A metemoglobinemia inclui todas as seguintes afirmações, exceto

a- O paciente está cianótico com nível de PaO2 normal.

b- A metemoglobina é gerada quando o ferro ferroso é oxidado em ferro férrico. c- A metemoglobinemia congénita é mais frequentemente devida à hemoglobina M.

d- Metemoglobinemia adquirida causada pela exposição a substâncias oxidantes. e-Não causa policitemia a menos que seja crónica durante semanas.

Resposta correcta c

A metemoglobinemia congénita, uma doença autossómica recessiva, é mais frequentemente devida a uma deficiência da citocromo b5 redutase. A metemoglobinemia também pode ser causada por mutações nos genes das globinas, conhecidas como hemoglobinas M, herdadas como uma doença autossómica dominante.A metemoglobina é gerada quando o ferro ferroso (Fe21), que transporta o oxigénio, é oxidado em ferro férrico (Fe31), que é incapaz de se ligar ao oxigénio. Em condições fisiológicas normais, a metemoglobina é convertida em hemoglobina pela enzima citocromo b5 redutase (também conhecida como metemoglobina redutase ou b5R). A metemoglobinemia adquirida é geralmente causada pela exposição a substâncias oxidantes ou a medicamentos, incluindo nitratos e antibióticos contendo sulfa. A metemoglobinemia aguda é uma emergência médica e seu reconhecimento precoce é fundamental, pois pode ser fatal. Normalmente não causa policitemia, a não ser que seja crónica durante semanas, permitindo um aumento compensatório da eritropoiese.

9- A policitemia pode ser causada por todos os seguintes factores, exceto

a- Carcinoma hepatocelular

b- Carcinoma de células renais.

c- Hemangiomas cerebelares .

d- Deficiência de androgénios.

e- Feocromocitoma.

Resposta correcta d

O excesso de androgénios (utilização exógena ou produção endógena) pode também provocar um aumento do hematócrito por dois mecanismos: estimulação da produção de EPO ou um efeito hiperproliferativo independente sobre os precursores eritrocitários.

10- A trombocitemia essencial (TE) é uma doença bem caracterizada por todas as seguintes características, exceto

a- Neoplasia mieloproliferativa associada a uma mutação no gene JAK2V617F .

b-Hiperplasia de megacariócitos na medula óssea .

c- A ausência de mutações exclui a possibilidade de trombocitose primária em doentes pediátricos.

d-O risco de hemorragia pode estar associado à VWD adquirida.

e- Ácido acetilsalicílico em dose baixa e agentes antiplaquetários utilizados no tratamento.

Resposta correcta c

Os testes genéticos podem confirmar o diagnóstico, mas a ausência de mutações não exclui a possibilidade de trombocitose primária num doente pediátrico. Existem taxas mais baixas de mutação JAK2V617F e de expressão de PRV-1.

O diagnóstico de ET requer os seguintes critérios (Critérios da Organização Mundial de Saúde (OMS) 2008): Trombocitose persistente (450.000/mm3), biópsia da medula óssea com proliferação de megacariócitos sem aumento da granulopoiese dos neutrófilos ou da eritropoiese, ausência de critérios para PV, PMF, CML, MDS ou neoplasia mieloide, presença de JAK2V617F ou marcador clonal, nenhuma causa conhecida para a trombocitose reactiva. O tratamento é efectuado com ácido acetilsalicílico em dose baixa e agentes antiplaquetários como o clopidigrel.

11- Qual das seguintes afirmações é falsa acerca da policitemia?

a- Curva de dissociação do oxigénio deslocada para a esquerda, normalmente associada a policitemia.

A policitemia de b-Chuvash é devida a mutações no gene von Hippel-Lindau.

As mutações c-JAK2 estão associadas à policitemia vera.

d - Os doentes que vivem a grande altitude não desenvolvem policitemia.

e- A doença cardíaca cianótica leva a um aumento da massa de glóbulos vermelhos.

Resposta correcta d

A curva de dissociação do oxigénio deslocada para a esquerda e um p50 inferior ao normal são consistentes com um aumento da afinidade da hemoglobina pelo oxigénio. Isto resulta numa menor libertação de oxigénio para os tecidos e, consequentemente, num aumento compensatório da hemoglobina. A doença cardíaca cianótica leva a um aumento da massa de glóbulos vermelhos devido a hipoxia crónica

12- Quais são os factores que explicam a variabilidade do valor médio do hematócrito (intervalo de 42% a 52%) em recém-nascidos?

a-Idade gestacional

b-Idade materna

c-Índice de massa corporal materna

d-Sexo do recém-nascido

Modo de entrega eletrónico.

Resposta correcta a

A eritropoietina fetal (EPO), produzida pelo fígado, é menos sensível à hipóxia do que o rim (que é a principal fonte de eritropoietina em crianças mais velhas e adultos), resultando numa produção mais lenta de EPO. Durante o terceiro trimestre, o ferro materno é transferido para o feto, resultando num aumento da produção de glóbulos vermelhos. Os recém-nascidos prematuros não beneficiam destas reservas adicionais de ferro. Ao nascimento, os recém-nascidos de termo têm um hematócrito mais alto do que os recém-nascidos pré-termo. Os recém-nascidos pré-termo têm um hematócrito mais baixo do que os recém-nascidos de termo devido à diminuição da sensibilidade dos sensores hepáticos à hipoxia e à redução das reservas de ferro.

Bibliografia

I. Tashi T, Prchal JT. Eritrocitose primária e secundária. InLanzkowsky's Manual of Pediatric Hematology and Oncology 2022 Jan 1 (pp. 193-205). Imprensa académica.

II. Alsafadi, T.R., Hashmi, S.M., Youssef, H.A., Suliman, A.K., Abbas, H.M., Albaloushi, M.H., 2014. Policitemia em unidade de terapia intensiva neonatal, fatores de risco, sintomas, padrão e controvérsia de gestão. J. Clin. Neonatol. 3 (2), 9398

III. Cario, H., McMullin, M.F., Bento, C., Pospisilova, D., Percy, M.J., Hussein, K., et al., 2013. Eritrocitose em crianças e adolescentesclassificação, caraterização e recomendações de consenso para a abordagem diagnóstica. Pediatr. Cancro do Sangue 60 (11), 1734-1738.

IV. Bluhm P, Eldem I, Abraham A, Almekdash MH, O'Suoji C. Evaluation of pediatric hematology referrals at a tertiary university hospital in West Texas. Jornal de Hematologia/Oncologia Pediátrica. 2021 Nov 1;43(8):e1069-72.

V.   Mc Dermott S, Kucine N, Farooqi M, Li W, Silvey M. Polycythemia vera in a 2-year-old child with a JAK2 exon 12 deletion. Authorea Preprints. 2020 Nov 13.

VI. Ruggiero KM. Commonly Disorders Seen in Hematology in Pediatric and Primary Oncology Care (Distúrbios Comuns Observados em Hematologia em Cuidados Pediátricos e Oncológicos Primários). Fast Facts Handbook for Pediatric Primary Care: A Guide for Nurse Practitioners and Physician Assistants. 2020 Sep 14:235.

<u>Transfusões de sangue e de produtos sanguíneos</u>

1-   A presença de citrato no saco de sangue é para

a- Mantém o pH em níveis fisiológicos.

b- Fornece uma fonte de energia durante o armazenamento de sangue

c-Previne a coagulação através da quelação de iões de cálcio.

d-Aumenta a viabilidade dos glóbulos vermelhos armazenados.

e- Mantém as funções das plaquetas viáveis.

Resposta correcta c

São transferidos cerca de 450 ml para um saco de plástico estéril contendo citrato-fosfato-dextrose (CPD)-adenina. O citrato (C) previne a coagulação quelando os iões de cálcio. O tampão fosfato (P) mantém o pH a níveis fisiológicos. A dextrose (D) fornece uma fonte de energia durante o armazenamento do sangue. A adenina aumenta a viabilidade dos glóbulos vermelhos armazenados.

2- Os glóbulos vermelhos embalados são armazenados a

a-10°C durante um máximo de 42 dias.

b-4°C durante um máximo de 42 dias.

c-10°C durante um período máximo de 3 meses.

d-4°C durante um período máximo de 3 meses.

e-10°C durante um período máximo de 6 meses.

Resposta correcta b

Os eritrócitos embalados são armazenados a 4°C durante 42 dias.

3- A utilização de um filtro durante as transfusões de sangue destina-se a

a - Diminui a incidência de reacções febris.

b-Diminuir a incidência de reacções alérgicas.

188

c- Diminui a incidência de infecções bacterianas.

d- Diminua a taxa de transfusão de hemácias destruídas.

e- Retire as plaquetas não desejadas.

Resposta correcta a

Os glóbulos brancos são removidos por um filtro, uma manobra que diminui a incidência de reacções febris e de aloimunização por antigénio leucocitário humano (HLA) e reduz o risco de infeção por citomegalovírus. Os doentes submetidos a transplante de células estaminais hematopoiéticas recebem glóbulos vermelhos

unidades que foram irradiadas a fim de reduzir o risco de doença do enxerto contra o hospedeiro.

4- O concentrado de plaquetas é armazenado a

a- 10°C durante um período máximo de 15 dias.

b- 4°C durante um período máximo de 10 dias.

c- Menos 8°C durante um período máximo de 15 dias.

d- 20°C durante um período máximo de 5 dias.

e- 5°C durante um período máximo de um mês.

Resposta correcta d

O concentrado de plaquetas é armazenado a 20°C durante um máximo de 5 dias. Normalmente, para preparar uma dose transfundível de plaquetas, são reunidos concentrados de seis dadores. As unidades de plaquetas não são irradiadas antes da administração ao doente transplantado. As proteínas que compõem o sistema Rh são codificadas por dois genes homólogos no cromossoma 1.

5- O tempo de vida normal das plaquetas na circulação é de

a- 3 a 5 dias.

b-7 a 9 dias.

c-10 a 15 dias.

d-20 a 30 dias.

e-4 a 6 semanas.

Resposta correcta b

As plaquetas têm um tempo de vida significativamente mais curto quando transfundidas a doentes trombocitopénicos. A unidade de plaquetas é preparada como um pool a partir de seis unidades de sangue individuais ou a partir de um único dador por aférese. As plaquetas são normalmente transfundidas a doentes que não têm hemorragias, mas cujas contagens de plaquetas são tão baixas que existe um risco elevado de hemorragia significativa. Depois de receberem plaquetas, alguns receptores desenvolvem uma resposta imunitária, mais frequentemente a antigénios de histocompatibilidade principais (antigénios HLA) não correspondentes, o que acelera ainda mais a eliminação das plaquetas do dador.

6- A principal indicação para a transfusão de plasma fresco congelado

a-É a correção de deficiências de múltiplos factores de coagulação.

b-Doença hepática.

c- Sobredosagem de varfarina.

d-Coagulação intravascular disseminada.

Difciência do e-Fator XIII.

Resposta correcta e

Crioprecipitado utilizado para a deficiência de fator XIII, se o fator específico não estiver disponível.

7- O crioprecipitado contém todos os seguintes elementos, exceto

a-Fator VIII

b-Fator IX.

Fator C-Von Willebrand

d-Fator XIII.

e-Fibrinogénio.

Resposta correcta b

O crioprecipitado contém fator VIII, fator de von Willebrand, fator XIII, fibronectina e fibrinogénio.

8- A lesão pulmonar aguda relacionada com a transfusão (TRALI) inclui, exceto

a-Síndrome de dificuldade respiratória aguda causada por antigénios do dador.

b- O risco de TRALI pode ser reduzido através da utilização de plasma de dadores do sexo masculino

c-O tratamento da TRALI é essencialmente de suporte.

d-Estes episódios resolvem-se normalmente ao fim de 48 a 96 horas.

e-A mortalidade é de 5% a 25%.

Resposta correcta a

A lesão pulmonar aguda relacionada com a transfusão (TRALI) é uma forma de síndrome de dificuldade respiratória aguda causada por anticorpos do dador, e não por antigénios, que se ligam e activam os neutrófilos do recetor ou as células endoteliais pulmonares. Os casos de suspeita de TRALI são investigados pelo banco de sangue. Os dadores de produtos sanguíneos que se acredita terem causado TRALI são permanentemente proibidos de dar sangue.

9- O período de janela para a deteção de infecções por VIH é

a- 4 semanas

b- 6 semanas

c- 10 dias.

d- 3 meses.

e- 6 meses.

Resposta correcta c

Existe apenas um curto período de tempo (10 dias) entre a exposição à infeção pelo VIH e a sua deteção através da análise do ARN do VIH no sangue.

10- Qual das seguintes é a complicação mais comummente grave da terapia de transfusão de sangue?

a-Sepsis de bactérias que contaminaram o sangue.

b-Transmissão do VIH.

c-Transmissão da hepatite C.

d-Reacções febris agudas.

e-Lesão pulmonar aguda relacionada com a transfusão.

Resposta correcta e

A pneumonite intersticial aguda nas 6 horas seguintes à transfusão, acompanhada de dispneia, taquicardia, hipoxemia, febre e hipotensão, representa a situação de emergência mais grave no período pós-transfusional, caracterizada pelo rápido desenvolvimento de infiltrados pulmonares bilaterais num doente cujos pulmões estavam normais antes da transfusão.

11- A transfusão maciça de sangue está associada a

acidose a-metabólica.

b-hipercalcemia

c-hipocalemia.

Toxicidade do d-Citrato.

e-Trombocitose.

Resposta correcta e

A transfusão maciça é definida como a transfusão de um volume de sangue superior ao volume total de sangue de um doente em 24 horas, ou mais de metade do volume de sangue do doente em 1 hora. As complicações metabólicas da transfusão maciça incluem alcalose metabólica, hipocalcemia e hipercalemia. Muitos dos distúrbios metabólicos são devidos principalmente à toxicidade do citrato, que é usado como anticoagulante nas unidades de sangue. Cada unidade de concentrado de glóbulos vermelhos contém cerca de 3 g de citrato. O citrato é metabolizado em bicarbonato, levando à alcalose metabólica, e pode ligar-se ao cálcio, levando à hipocalcemia. A hipercalemia resulta na lise dos glóbulos vermelhos à medida que as unidades armazenadas envelhecem, o que normalmente não constitui um problema, a menos que seja transfundido um grande número de unidades. Os doentes podem também desenvolver trombocitopenia dilucional e coagulopatia como resultado de uma transfusão maciça.

12- Os eritrócitos ABO-incompatíveis estão associados a todas as seguintes situações, exceto: a-Sinais de hemólise intravascular.

b-Hemoglobina na sua urina.

c-A baixa haptoglobina sérica

d-Choque hipovolémico.

e- Hipocalcemia e alcalose metabólica .

Resposta correcta e

Os glóbulos vermelhos ABO-incompatíveis estão associados a hemólise intravascular com evidência de hemoglobina na sua urina. Uma haptoglobina sérica baixa é a libertação de hemoglobina livre que se liga à haptoglobina causando uma queda nos níveis séricos de haptoglobina. Esses pacientes podem desenvolver insuficiência renal, choque e coagulação intravascular disseminada se um grande volume for transfundido. A hipocalcemia e a alcalose metabólica são frequentemente sinais de toxicidade do citrato, que é uma complicação da transfusão maciça (definida como maior do que o volume de sangue do paciente em 24 horas).

13- Qual é a reação mais comum associada às transfusões de produtos sanguíneos?

a-Reacções não hemolíticas febris.

b- Reacções hemolíticas (com ou sem febre)

c-Anafilaxia

d-Urticária

e-Lesão pulmonar aguda relacionada com a transfusão.

Resposta correcta a

Hemácias empacotadas, plasma fresco congelado e plaquetas podem causar várias reações precoces, incluindo reações febris não hemolíticas, reações hemolíticas (com ou sem febre), anafilaxia, urticária e lesão pulmonar aguda relacionada à transfusão. Além disso, as transfusões de produtos sanguíneos podem produzir várias complicações tardias, como reacções hemolíticas, infecções, doença do enxerto contra o hospedeiro e mesmo a morte. A febre (aumento de 1oC não explicado por outros fatores do paciente) é a reação transfusional mais comum, com incidência estimada em 1% para transfusões de hemácias e 10% para transfusões de plaquetas. Em geral, a febre é autolimitada e não tem consequências significativas, a menos que esteja associada a hemólise ou contaminação bacteriana. As reacções febris são frequentemente acompanhadas de dispneia, rigores, taquicardia, cefaleias, náuseas e vómitos. Pensa-se geralmente que as reacções transfusionais febris não hemolíticas se devem à presença de citocinas no produto sanguíneo ou à reação dos anticorpos do recetor aos glóbulos brancos do dador durante a transfusão.

14- O maior risco de infecções bacterianas com a transfusão de plaquetas deve-se a:

a-Necessita de mais materiais conservantes que actuem como meio para o crescimento bacteriano.

b-Saco específico de plaquetas permite o crescimento de bactérias.

c-Alta temperatura a que são armazenados.

d-Plaqueta não submetida a testes de rotina.

e-Presença de outro produto sanguíneo que provoque sépsis.

Resposta correcta c

Todas as transfusões de produtos sanguíneos têm um risco de complicações infecciosas, incluindo infecções bacterianas. O risco de infeção fatal é estimado em 1 em 40.000 para plaquetas e 1 em 500.000 para hemácias; o risco maior para plaquetas é devido à temperatura mais alta em que são armazenadas. Infecções virais como imunodeficiência humana ou hepatite (A, B ou C) tornaram-se raras devido a exames de rotina, mas outros vírus como citomegalovírus ou parvovírus continuam preocupantes.

Transplante de células estaminais hematopoiéticas

1- As indicações para o transplante alogénico de células estaminais hematopoiéticas em crianças incluem todas as seguintes, exceto

a-Pacientes com LMA relacionada à terapia.
b-M3 medula óssea no final da indução.
c-Segunda remissão de alto risco em recidiva de linhagem T em qualquer altura.
d-Leucemia mielogénica crónica em fase crónica após tratamento de crise blástica e-Doença de Hodgkin recidivante ou refractária.
Resposta correcta e
Doença de Hodgkin tratada por transplante autólogo de células estaminais hematopoiéticas.

2- As indicações actuais para a infusão de células estaminais hematopoiéticas incluem:

a-Salvação de exposições genotóxicas.

b-Distúrbios hereditários da imunidade.

C-Formas agressivas de leucemia.

d-Anemia plástica.

e- Todas as anteriores.

Resposta correcta e

3- Todas as seguintes afirmações são verdadeiras sobre o transplante de células estaminais hematopoiéticas (HSCT), exceto :

a-A preparação para o TCTH utilizou quimioterapia de alta dose com ou sem radiação.

b- Indicado para citogenética de risco não baixo de LMA.

c- Indicado na doença falciforme com crise vaso-oclusiva recorrente.

d- A disponibilidade de dadores compatíveis é limitada.

e- Os antigénios menores de histocompatibilidade não têm qualquer papel no resultado do TCTH alogénico.

Resposta correcta e

A preparação, ou "acondicionamento", para o TCTH envolve a administração de quimioterapia de alta dose (HDC) com ou sem radiação para ablacionar ou reduzir a hematopoiese e proporcionar imunossupressão suficiente para permitir o enxerto de células do dador. A disponibilidade de dadores compatíveis é limitada (aproximadamente 25-30% dos irmãos são compatíveis). A compatibilidade HLA para efeitos de TCTH está geralmente confinada aos loci principais de classe I e II, embora se reconheça cada vez mais que os antigénios de histocompatibilidade menores também desempenham um papel importante no resultado do TCTH alogénico. Indicado para citogenética de risco não baixo de LMA (0,1%), doença residual mínima (DRM) positiva no final da indução.

4- Os genes MHC (major histocompatibility) estão localizados numa região denominada HLA (human leukocyte antigen system A) situada no

a-Abraço curto do cromossoma 6.

b-Abraço longo do cromossoma 7.

c-Abraço curto do cromossoma 7.

b-Abraço longo do cromossoma 6.

e- Braço longo do cromossoma 9.

Resposta correcta a

Os antigénios HLA são responsáveis pela rejeição de objectos estranhos ao corpo. Existem seis loci principais - A, B, C, DR, DQ e DP, que estão divididos em dois grupos. Os antigénios de classe I são HLA-A, HLA-B e HLA-C e os antigénios de classe II são HLA-DR, HLA-DQ e HLA-DP.

5- Qual das seguintes afirmações não é verdadeira sobre a seleção de dadores para transplante de células estaminais hematopoiéticas?
A incompatibilidade de a-ABO não é uma contraindicação.

b-A 70-75% dos doentes não têm dadores aceitáveis nas suas famílias.
c-O dador adulto não aparentado aceitável deve ser compatível através de tipagem de ADN de alta resolução de, pelo menos, sete de oito alelos (HLA-A, B, C e DRB1). d-O dador aceitável de sangue do cordão umbilical deve ser compatível através de tipagem de ADN de baixa resolução de, pelo menos, quatro de seis antigénios.
e-Dá preferência a dadores de maior idade.

Resposta correcta e

Um dador adulto não aparentado aceitável que doe medula óssea ou células estaminais do sangue periférico (PBSCs) deve ser compatível através de tipagem de ADN de alta resolução em pelo menos sete de oito alelos (HLA-A, B, C e DRB1). É preferível o dador mais jovem, a menos que o tamanho do dador impeça a recolha de células suficientes para o transplante.

6- Qual das seguintes afirmações não é verdadeira no transplante de células estaminais?

a-Doador de preferência do sexo masculino.

b-Utilização exclusiva de produtos sanguíneos negativos para o CMV

.

c- Paridade do doador paridade inferior preferida.

d-As células do sangue do cordão umbilical têm uma maior incidência de GVHD

e-Se forem duas unidades de sangue do cordão umbilical, a dose preferencial é igual ou superior a 2,5 milhões por quilograma.

Resposta correcta d

Utilize apenas produtos sanguíneos CMV-negativos ou através de um filtro em linha para remover linfócitos e leucócitos que possam albergar vírus latentes. As células UCB (UMBLICAL CORD BLOOD) têm uma maior capacidade proliferativa e uma menor aloreactividade, com uma menor incidência de GVHD. Se o transplante for efectuado com duas unidades de sangue do cordão umbilical, a dose preferida das unidades combinadas é superior ou igual a 2,5 milhões de células nucleadas totais por quilograma de peso do recetor.

7- A quantidade de células nucleadas da medula óssea necessária para assegurar o enxerto é

a- um milhar de células/kg de peso corporal do recetor

b-um milhão de células/kg de peso corporal do recetor.

c-2-5 milhões de células/kg de peso corporal do recetor

d- 100 000 células/kg de peso corporal do recetor.

e- 10 milhares de células/kg de peso corporal do recetor.

Resposta correcta c

A quantidade de células nucleadas da medula óssea necessária para assegurar o enxerto é de 2-5 milhões de células/kg de peso corporal do recetor. O volume habitual de medula óssea necessário para atingir este rendimento celular é de 10-20 ml/kg de peso corporal do recetor.

8- O enxerto é definido pelo enxerto de neutrófilos, que é o primeiro dia de três dias consecutivos em que o

a- a contagem absoluta de neutrófilos é superior a 200/mm3.

b- a contagem absoluta de neutrófilos é superior a 500/mm3.

c- a contagem absoluta de neutrófilos é superior a 1000/mm3.

d- a contagem absoluta de neutrófilos é superior a 1500/mm3.

A contagem absoluta de neutrófilos é superior a 3000/mm3.

Resposta correcta b

O enxerto de plaquetas é definido como o primeiro dia de um mínimo de três medições consecutivas em dias diferentes quando: a contagem de plaquetas é superior a 50.000/mm3 e o doente é independente da transfusão de plaquetas durante um mínimo de 7 dias.

9- As causas de insucesso do enxerto no transplante de células estaminais hematopoiéticas incluem todas as seguintes, exceto

a-Aumento da disparidade genética HLA.

b-Conteúdo inadequado de células T do enxerto.

c-Dose inadequada de células estaminais.

d-Melhoria dos parâmetros imunológicos.

e-Microambiente desordenado nas doenças de armazenamento e osteopetrose.

Resposta correcta d

10- Durante os primeiros 30 dias após o transplante de células estaminais hematopoiéticas, a infeção mais frequentemente documentada é

Staphylococcus epidermidis a-coagulase-positivo

Staphylococcus epidermidis b-coagulase-negativo

Staphylococcus aureus c-coagulase-positivo

d-coagulase-negativa Staphylococcus aureus

e- Pneumonia estreptocócica.

Resposta correcta b

Durante os primeiros 30 dias após o transplante de células estaminais hematopoiéticas, a infeção mais frequentemente documentada é a infeção por Staphylococcus epidermidis coagulase-negativo associada à utilização de uma veia central de demora.

Após 120 dias do transplante de medula óssea, as infecções mais comuns são as infecções sino-pulmonares com organismos encapsulados e as infecções cutâneas com herpes zoster.

11- Qual dos seguintes períodos em que ocorre a infeção por citomegalovírus (CMV) após um transplante de células estaminais?

a-Primeiros 3 dias.
b-Primeira semana.
c-20-100 dias.
d-Primeiro ano.
e-Primeiros 5-8 meses.
Resposta correcta c

A infeção por CMV ocorre entre 20 a 100 dias após o transplante, sendo a taxa de infeção mais elevada nos doentes seropositivos para CMV antes do transplante ou nos receptores seronegativos que recebem um enxerto seropositivo. A infeção por CMV pode também resultar da introdução exógena do vírus em produtos sanguíneos.

12- A pneumonite intersticial é uma complicação do transplante de células estaminais hematopoiéticas e pode dever-se a qualquer uma das seguintes causas, exceto

a-CMV.

b-Pneumocystis jiroveci.

c-Infecções não diagnosticadas (como infeção fúngica).

d-Toxicidade da radiação.

e-Idiopática (3%).

Resposta correcta e

As reacções imunitárias que envolvem o pulmão e os medicamentos também provocam pneumonite; Idiopática (16%). A taxa de mortalidade da pneumonite intersticial é de 60%. A utilização de bactrim profilático reduziu a infeção por Pneumocystis jiroveci para menos de 2%.

13- A doença enxerto-versus-hospedeiro crónica (DECH) ocorre após o transplante de células estaminais em cerca de

a-2 semanas
b-2 meses
c-1meses
d-1 ano

e-100 dias
Resposta correcta e

A DEVH aguda manifesta-se nos primeiros 100 (mais comum nos 30-40) dias após o transplante de células estaminais. A GVHD crónica manifesta-se 100 dias após o transplante de células estaminais.

14- As manifestações clínicas da GVHD aguda (doença do enxerto versus hospedeiro) incluem todas as seguintes, exceto

a- Erupção maculopapular ligeira .
b- Disfunção hepática.
c- Disfunção renal.
d- Gastroenterite.
e- Trombocitopenia.
Resposta correcta c
As manifestações clínicas da DEVH aguda variam desde uma erupção maculopapular ligeira a eritrodermia generalizada, disfunção hepática, gastroenterite, estomatite e bronquite linfocítica. Foram notificadas trombocitopenia e anemia na GVHD. Também foram observados sintomas oculares, incluindo fotofobia, conjuntivite hemorrágica e formação de pseudo-membranas.

15- Em comparação com o transplante de medula óssea (BMT), as vantagens do transplante de sangue do cordão umbilical (UCBT) incluem todas as seguintes, exceto

a-Risco reduzido de transmissão de infecções

b-Facilmente disponível.

c- A recorrência da leucemia aumenta.

d- Menor incidência e gravidade da DEVH.

e- Os resultados a longo prazo dos transplantes UCBT são semelhantes aos do BMT.

Resposta correcta c

Em comparação com o transplante de medula óssea (TMO), as vantagens do TUB incluem uma menor incidência e gravidade da DEVH, uma colheita mais fácil e uma disponibilidade mais rápida das células do sangue do cordão umbilical e a possibilidade de utilizar dadores com disparidades HLA em relação ao recetor. Apesar destas vantagens, os doentes submetidos a TBCU podem estar expostos a um risco acrescido de complicações fatais precoces, principalmente devido a uma menor taxa de enxerto da hematopoiese do dador, a uma cinética retardada da recuperação de neutrófilos e à ausência de transferência adotiva de células T de memória específicas de agentes patogénicos. Apesar da baixa incidência de DECH aguda e crónica observada após o transplante com SCU, o risco de recorrência de leucemia não aumenta. Os resultados a longo prazo dos transplantes de SCU são semelhantes aos do transplante com outras fontes de células estaminais hematopoiéticas.

16-   O TCTH de um indivíduo HLA-haploidêntico (haplo-HSCT) inclui todas as seguintes situações, exceto

a- quase todas as crianças têm pelo menos 1 haploidêntico.

b-Os doentes com imunodeficiência combinada grave podem utilizar dadores haploidênticos.

c-A leucemia aguda tem uma elevada probabilidade de rejeitar um enxerto haploidêntico.

d- A eliminação de células T maduras do enxerto reduz a probabilidade de GVHD

Os aloenxertos de células T depletadas têm sido utilizados para evitar a recidiva da leucemia.

Resposta correcta e
Durante muitos anos, os receptores de um aloenxerto com depleção de células T foram considerados mais susceptíveis a recaídas de leucemia, reflectindo a ausência do efeito enxerto versus leucemia (GVL) mediado por células T. O TCTH de um indivíduo HLA haploidêntico (haplo-HSCT) oferece uma fonte imediata de células estaminais hematopoiéticas a quase todos os doentes com leucemia que não conseguem encontrar um dador compatível, aparentado ou não, ou uma unidade de sangue do cordão umbilical adequada. De facto, quase todas as crianças têm pelo menos um membro da família haploidêntico, com 3 loci não compatíveis, que está prontamente

disponível como dador. Além disso, os poucos doentes que rejeitam o transplante haploidêntico têm a vantagem de ter outro dador imediatamente disponível na família. Os doentes com SCID (imunodeficiência combinada grave) utilizam dadores haploidênticos com uma elevada taxa de reconstituição imunitária parcial ou completa a longo prazo.

17-   O transplante de células estaminais hematopoiéticas inclui todos os seguintes aspectos, exceto a- 2/3 dos doentes que necessitam de um transplante alogénico não têm um irmão idêntico (HLA).

b- O emparelhamento por tipagem de ADN de alta resolução reduz o risco de complicações imunitárias.

c- Em doentes com leucemia, a disparidade de um único locus afecta a probabilidade de sobrevivência livre de eventos.

d- Uma disparidade HLA única prediz um maior risco de mortalidade não leucémica.

e-Múltiplas disparidades alélicas em diferentes loci HLA estão associadas a um resultado ainda pior.

Resposta correcta C

Em doentes com leucemia, uma disparidade de um único locus não afecta substancialmente a probabilidade de sobrevivência livre de eventos. Uma única disparidade HLA no par dador/recetor, independentemente de ser antigénica ou alélica, prevê um maior risco de mortalidade não leucémica; disparidades alélicas múltiplas em diferentes loci HLA têm um efeito prejudicial aditivo e estão associadas a um resultado ainda pior. A correspondência por tipagem de ADN de alta resolução reduz o risco de complicações imunitárias, nomeadamente a rejeição do enxerto e a DECH, mas também diminui a probabilidade de encontrar um dador adequado. Dois terços dos doentes que necessitam de um transplante alogénico de células estaminais hematopoiéticas (TCTH) não têm um irmão idêntico ao antigénio leucocitário humano (HLA) disponível.

18-   O transplante singénico envolve o transplante a partir de uma pessoa

a-Doador relacionado
b-Doador não relacionado
c-Doador da mãe d-Doador do pai e-Gémeo idêntico Resposta
correcta e

O transplante singénico envolve o transplante de uma pessoa que
partilha material genético idêntico, ou seja, um gémeo idêntico.
Existem três tipos diferentes de enxertos que podem ser utilizados
para o transplante de medula óssea: 1. Autólogo 2. Alogénico 3.
Syngeneic.

19-   O transplante de células estaminais hematopoiéticas (TCTH)
inclui todas as seguintes opções, exceto a-Os transplantes autólogos
estão a ser cada vez mais utilizados em protocolos para tumores
sólidos.

O dador de b-BM não tem efeitos secundários, exceto um ligeiro
desconforto no local da aspiração.

c-As células estaminais do sangue periférico contêm menos células T
do que a medula óssea.

d-A desvantagem do sangue do cordão umbilical é o atraso no
enxerto.

As células estaminais do sangue periférico podem ser aumentadas por
factores de crescimento da medula óssea.

Resposta correcta c

As células estaminais do sangue periférico contêm mais células T do
que a medula óssea. As células estaminais do sangue periférico estão
associadas a um maior risco de GVHD crónica. A desvantagem do
sangue do cordão umbilical é o atraso do enxerto devido ao pequeno
número de células estaminais. A produção de células estaminais do
sangue periférico pode ser aumentada através da administração de
factores de crescimento da medula óssea, como o fator estimulador de
colónias de granulócitos.

20- Qual dos seguintes marcadores indica o nível de células estaminais?

a-CD33

b-CD34

c-CD38

d-CD20

e-CD22

Resposta correcta b

21- As células estaminais do sangue periférico incluem todos os seguintes elementos, exceto

a-Conteúdo de células estaminais bom em número e pode ser aumentado, se necessário. b-Conteúdo de células T elevado.
É necessária uma correspondência estreita c-HLA.
d-Enxerto mais lento do que o da medula óssea.

e-Todas as afirmações anteriores são verdadeiras.
Resposta correcta d
Enxerto mais rápido com células estaminais do sangue periférico, as PBSC provocam a reconstituição hematopoiética mais rápida.

22- Qual das seguintes afirmações não é verdadeira sobre o transplante de células estaminais hematopoiéticas?

a-Antigen (HLA) localizado no locus principal de

histocompatibilidade no cromossoma 6.

b- Antigénios de classe I (HLA A, B e C)

c- Antigénios da classe II (HLA DR)

d- Para que o transplante seja bem sucedido, é necessário que haja

correspondência em todos os loci HLA. e-A falta de correspondência

nos loci antigénicos da Classe I aumenta a doença do enxerto contra o

hospedeiro.

Resposta correcta e

Os loci HLA que são importantes no contexto do transplante incluem os antigénios de Classe I (HLA A, B e C) e os antigénios de Classe II (HLA DR). Para que o transplante seja bem sucedido, é necessário que haja correspondência em todos estes loci. 1 A reação imunitária contra a molécula HLA pode causar problemas. A incompatibilidade nos loci antigénicos de classe I aumenta a probabilidade de rejeição do dador, enquanto a incompatibilidade nos loci de classe II aumenta a doença do enxerto contra o hospedeiro.

23- Qual é a afirmação falsa relacionada com o transplante de células estaminais?

a- 20% a 25% dos transplantes alogénicos terão dadores irmãos

adequados b- Tem resultado numa remissão sustentada em doentes

com doenças auto-imunes.

c- O local da punção é mudado a cada 5 ml aspirados.

d- As crianças podem sentir efeitos secundários menores relacionados com a utilização de G-CSF, como dores no corpo.

e- O volume médio recolhido é de cerca de 60 Ml.

Resposta correcta c

As crianças podem sofrer efeitos secundários ligeiros relacionados com a utilização de G-CSF, como dores no corpo e doenças semelhantes à gripe. O volume médio de colheita é de cerca de 60 ml. Depois de colhido, é processado e armazenado em azoto líquido até ser utilizado. O local de punção é mudado após a aspiração de 10 a 15 ml do local.

23-Melhor medida preventiva da síndrome de obstrução sinusoidal/doença oclusiva venosa pós-transplante de células estaminais por

a-Aspirina b-Defibrotido. c-Heparina.

d-Antitrombina III .

Ácido e-Ursodeoxicólico.

Resposta correcta b

Uma vez que não existe um tratamento eficaz para esta complicação, a prevenção é fundamental. A utilização de regimes de condicionamento de intensidade reduzida e a substituição da ciclofosfamida por fludarabina parecem reduzir o risco. Outros agentes utilizados com resultados variáveis incluem o ativador do plasminogénio tecidular, a antitrombina III e a prostaglandina E1, a heparina de baixo peso molecular, o ácido ursodesoxicólico, etc. A doença veno-oclusiva hepática é uma síndrome de lesão de órgão que ocorre após a quimioterapia de alta dose utilizada no TCTH. Após o condicionamento mieloablativo no transplante alogénico, a doença veno-oclusiva hepática é observada em até 10 por cento dos doentes. Trata-se de um síndroma potencialmente fatal de hepatomegalia dolorosa, iterícia e retenção de líquidos. A irradiação corporal total, o busulfan, a ciclofosfamida e muitos outros regimes preparatórios causam SOS. Os metabolitos destes fármacos e a irradiação provocam a descamação do endotélio sinusoidal, o que resulta na obstrução da circulação hepática e na lesão do hepatócito centrilobular.

Bibliografia

I. Goobie SM, Gallagher T, Gross I, Shander A. Society for the advancement of blood management administrative and clinical standards for patient blood management programs. (versão pediátrica). Pediatric Anesthesia. 2019 Mar;29(3(sad)231-6.

II. De Cloedt L, Emeriaud G, Lefebvre É, Kleiber N, Robitaille N, Jarlot C, Lacroix J, Gauvin F. Transfusion-associated circulatory overload in a pediatric intensive care unit: different incidences with different diagnostic criteria. Transfusion. 2018 Apr;58(4(sad)1037-44.

III. Shah A, Stanworth SJ, McKechnie S. Evidence and triggers for the transfusion of blood and blood products. Anaesthesia. 2015 Jan;70:10- e3.

IV. Velardi A, Locatelli F. Transplante de células estaminais hematopoiéticas. In: Kleigman RM, Behrman RE, Jenson HB, Stanton BF (eds): Nelson Textbook of Pediatrics, 18th edn.Elsevier. 2007.pp.924-33.

V. Székely A, Cserép Z, Sápi E, Breuer T, Nagy CA, Vargha P, Hartyánszky I, Szatmári A, Treszl A. Risks and predictors of blood transfusion in pediatric patients undergoing open heart operations. Os Anais da Cirurgia Torácica. 2009 Jan 1;87(1(sad)187-9

VI. Transplante alogénico de medula óssea/células estaminais. Manual médico e educacional. (Online) 2001. Disponível em URL
http://www.bonemarrow.org/downloads/AhogeneicBook.pdf.

VII. Fairview-University Blood and Marrow TransplantServices (Serviços de Transplante de Sangue e Medula Óssea da Universidade de Fairview). Blood and Marrow Transplantation: a PatienfsGuide to Hematopoietic Stem Cell Transplantation. Minneapolis, MN: Fairview Press. 2004.

VIII. Directrizes para a utilização clínica de separadores de células sanguíneas. Preparado por um grupo de trabalho conjunto dos grupos de trabalho de transfusão e hematologia clínica do British Committee for Standards in Hematology. Clin Lab Haem. 1998;20:265-78.

IX. Abbott MB, Vlasses CH. Nelson textbook of pediatrics. Jama. 2011 Dec 7;306(21(sad)2387-8.

X. Sharma S, Sharma P, Tyler LN. Transfusão de sangue e produtos sanguíneos: indicações e complicações. American family physician. 2011 Mar 15;83(6(sad)719-24

1- Todos os seguintes factores de coagulação plasmática são produzidos exclusivamente no fígado, exceto

a-Fator II

b- Fator IV

Fator c VI

Fator d VII

e-Fator VIII

Resposta correcta e

O fator VIII também é produzido pelas células endoteliais.

2- A fase inicial da formação do trombo começa com o complexo fator VIIa/TF que, por sua vez, gera

a-Fator IV.

b- Fator VII

c- Fator XI

Fator d Xa

e- Fator XII.

Resposta correcta d

A fase de iniciação começa com a expressão celular do fator tecidular (FT) no local da lesão endotelial. O fator VII liga-se ao TF exposto e é rapidamente ativado. O complexo fator VIIa/TF gera, por sua vez, o fator Xa (FXa) e o fator IXa (FIXa). O FXa pode ativar o FV, que se complexa com o FXa e gera pequenas quantidades de trombina. As pequenas quantidades de trombina aumentam a adesão das plaquetas, activam totalmente as plaquetas e activam os factores V, VIII e X I.

3- A antitrombina (AT) neutraliza todas as seguintes substâncias, exceto

Fator a-Trombina.

b- Fator IXa

c-Fator Xa

d-Fator Xa

Fator e-Fibrinogénio.

Resposta correcta e

A AT neutraliza os pró-coagulantes trombina, FIXa, Xa e XIa. O zimogénio dependente da vitamina K, a proteína C, e o seu cofator, a proteína S, que também é uma proteína da vitamina K, desempenham um papel importante no controlo da hemostase, inibindo os factores V e VIII activados.

4- Os recém-nascidos têm diminuído todas as seguintes características, exceto

a- Níveis de plasminogénio.

b- Ativador do plasminogénio tecidular (t-PA).

c- Proteína C.

d-Proteína S.

d-O nível do fator II.

Resposta correcta b

Factores plasmáticos: Nos recém-nascidos, os níveis de plasminogénio são apenas 50% dos valores do adulto e os níveis de α2AP são 80% dos valores do adulto, enquanto os níveis de PAI-1 e t-PA estão significativamente aumentados em relação aos valores do adulto. Os recém-nascidos também apresentam uma diminuição da atividade dos factores anticoagulantes, especialmente da AT, da proteína C e da proteína S (e de todos os outros factores dependentes da vitamina K). Os níveis plasmáticos aumentados de t-PA e PAI-1 em recém-nascidos no primeiro dia de vida estão em contraste marcado com os valores do sangue do cordão umbilical. A adesão plaquetária está aumentada devido ao aumento do vWF .

5- O nível neonatal de vitamina K inclui todas as afirmações verdadeiras, exceto

a- Os níveis normais de factores de vitamina K em bebés de termo são inferiores aos padrões dos adultos.

b-O teor de vitamina K do leite de vaca é inferior ao do leite materno.

c-A vitamina K dos bebés prematuros é mais baixa do que a dos bebés de termo.

d-A ingestão materna de certos medicamentos pode resultar em hipoprotrombinemia neonatal

e-A doença hemorrágica tardia do recém-nascido pode prolongar-se até aos 6 meses de vida.

Resposta correcta b

O recém-nascido normal nascido a termo tem níveis de factores II, VII, IX e X que são baixos para os padrões dos adultos. Os factores de coagulação diminuem ainda mais ao longo dos primeiros dias de vida, atingindo o seu ponto mais baixo por volta do terceiro dia. O conteúdo de vitamina K do leite de vaca é de apenas cerca de 6 μg/dl e o do leite materno 1,5 μgMl. Em bebés prematuros de baixo peso à nascença, as reservas de vitamina K e os factores de coagulação são mais baixos do que em bebés de termo. A ingestão materna de certos medicamentos pode resultar em hipoprotrombinemia neonatal e redução dos factores VII, IX e X, resultando em doença hemorrágica precoce do recém-nascido. A doença hemorrágica tardia do recém-nascido ocorre entre o 7º dia e o 6º mês de vida, na ausência de profilaxia adequada com vitamina K ao nascimento.

6- Qual das seguintes afirmações é falsa acerca da doença hepática?

a- Diminuição dos factores dependentes da vitamina K

b-Fator de redução V

c- Níveis normais de fator VIII.

d-Aumento do nível de fibrinogénio.

e-Aumentar os produtos de divisão de fibrina.

Resposta correcta d

Na doença hepática, os factores dependentes da vitamina K, o FV e o fibrinogénio estão normalmente diminuídos, os produtos de divisão da fibrina podem estar elevados devido a uma depuração deficiente, em contrapartida, os níveis de fator VIII são normalmente normais. Não há resposta à vitamina K. Existe normalmente uma resposta clínica à terapêutica de substituição dos factores de coagulação, utilizando plasma fresco congelado (FFP) e crioprecipitado.

7- Qual das seguintes afirmações é falsa acerca das doenças hereditárias da coagulação?

a-As doenças da coagulação mais comuns após a DvW são as hemofilias A e B.

b- A deficiência de FVIII é responsável por 80-85% dos casos de

hemofilia c-Na hemofilia B, o defeito é uma diminuição do nível do

fator de Natal.

d-A inversão do intron 22 do FVIII encontrada em 45% dos casos de

hemofilia A grave.

e-O diagnóstico pré-natal é impossível para a hemofilia.

Resposta correcta e

Os portadores de hemofilia B têm uma ampla gama de níveis de FIX, mas, num subconjunto de casos, podem ser detectados através da medição da atividade plasmática reduzida do fator IX (em 60-70% dos casos). O diagnóstico pré-natal da hemofilia pode ser efectuado através da colheita de amostras de vilosidades coriónicas (CVS) às 10-12 semanas de gestação ou por amniocentese após as 15 semanas de gestação. Se a análise de ADN não estiver disponível ou se não for possível determinar o estatuto de portadora da mulher, pode ser efectuada uma colheita de sangue fetal às 18-20 semanas de gestação para medição direta da atividade plasmática do fator VIII fetal.

8- A idade média da primeira hemorragia articular na hemofilia A e na hemofilia B é

a- 8 meses

b-10 meses

c-12 meses

d-14 meses

e- 6 meses

Resposta correcta b

10 meses, que corresponde à idade em que o bebé se torna móvel.

9- As infusões profilácticas frequentes na hemofilia A grave são

a- uma vez por dia.

b- Duas vezes por dia

c- Uma vez por semana

d- Duas vezes por semana

e- 3-4 vezes por semana

Resposta correcta e

3-4 vezes/semana para o FVIII, 2 vezes/semana para o FIX.

10- Diagnóstico pré-natal de hemofilia realizado por amostragem de vilosidades coriónicas (CVS) em

a- 6-8 semanas

b- 4-6 semanas

c-10-12 semanas

d- 6-8 semanas.

e- 15 semanas.

Resposta correcta c

O diagnóstico pré-natal da hemofilia pode ser realizado através da colheita de vilosidades coriónicas (BVC) às 10-12 semanas de gestação ou por amniocentese após as 15 semanas de gestação.

11- A DvW adquirida inclui todas as seguintes afirmações verdadeiras, exceto

a-Pode estar associado ao tumor de Wilms.

b- Causada por auto-anticorpos específicos leva à adsorção de Vwf

c-DDAVP de tipo congénito não utilizado na forma adquirida.

d-Concentrados de FVIII/vWF derivados do plasma podem ser utilizados.

e-Os medicamentos imunossupressores podem eliminar o anticorpo.

Resposta correcta c

As intervenções terapêuticas destinam-se a controlar os episódios hemorrágicos agudos, a tratar a doença subjacente na esperança de corrigir as anomalias do FvW e a efetuar a eliminação dos anticorpos. A infusão de DDAVP é o tratamento inicial de eleição para conseguir a hemostase. O aparecimento tem sido associado a uma variedade de condições, incluindo o tumor de Wilms, outras neoplasias, hipotiroidismo, doenças auto-imunes (por exemplo, LES), mieloproliferação, etc, Os mecanismos incluem auto-anticorpos específicos, adsorção em clones de células malignas e depleção em condições de elevada força de cisalhamento vascular. A infusão de

DDAVP é o tratamento de escolha do tipo congénito não utilizado neste estudo. Podem ser utilizados concentrados de FVIII/vWF derivados do plasma.

12- Qual das seguintes afirmações não é verdadeira em relação aos distúrbios do fibrinogénio?

A a-Disfibrinogenemia é autossómica dominante.

b- Antifibrinolíticos utilizados como terapia adjuvante na hemorragia mucocutânea.

c- As hemorragias músculo-esqueléticas ocorrem com perturbações do fibrinogénio

d- O fator VIII pode ser utilizado nos distúrbios do fibrinogénio.

e- A hemorragia do cordão umbilical pode ocorrer com distúrbios do fibrinogénio.

Resposta correcta d

Apresentam geralmente uma tendência hemorrágica ligeira a moderada, com potencial para hemorragias graves. As manifestações hemorrágicas tendem a ser menos graves do que as da hemofilia. As hemorragias graves e as hemorragias do sistema músculo-esquelético ocorrem com as perturbações do fibrinogénio, com as deficiências de FX, FII e FXIII. As hemorragias gastrointestinais e do sistema nervoso central (SNC) são comuns nas deficiências de FX, enquanto as hemorragias do cordão umbilical são observadas nas deficiências de fibrinogénio FII, V, XIII e fibrinogénio. Os antifibrinolíticos, como o ácido épsilon aminocapróico e o ácido tranexâmico, podem ser utilizados como terapia adjuvante para hemorragias cutâneas e mucocutâneas.

13- Qual das seguintes afirmações não é verdadeira sobre a Hemofilia A? a-Hemofilia A ocorre em cerca de 1 em cada 5000 nascimentos do sexo masculino.
b- Gene localizado na ponta do braço longo do cromossoma X. c-

Cerca de 30% dos doentes não têm história familiar de hemorragia anormal. d-A hemofilia nunca ocorre no sexo feminino.
A hemofilia A grave tem uma média de 20 a 30 episódios por ano.

Resposta correcta d

Embora a hemofilia A possa ocorrer em mulheres homozigóticas, muitas vezes devido à consanguinidade, a maioria das mulheres que sangram anormalmente são portadoras heterozigóticas do gene da hemofilia. Embora o mecanismo para os seus baixos níveis de fator VIII não seja conhecido, foi levantada a hipótese de uma inativação distorcida do X (lionização).
Aqueles com 1% ou menos de fator VIII (hemofilia grave) têm uma média de 20 a 30 episódios por ano de sangramento espontâneo ou sangramento excessivo após pequenos traumas. Pacientes com 1% a 4% de fator VIII têm hemofilia moderada, enquanto indivíduos com mais de 4% de fator VIII geralmente têm episódios de sangramento apenas após trauma ou cirurgia. Gene que codifica o fator VIII localizado na ponta do braço longo do cromossoma X.

14- Quais são as possíveis complicações associadas ao DDAVP? a-Hipernatremia.
b-Lavagem.
c-Trombocitose
d-Desenvolvimento de inibidores.
e-Diurese.
Resposta correcta b
A ruborização é um efeito secundário comum do DDAVP. O DDAVP é uma forma sintética de vasopressina (hormona antidiurética). Pode causar retenção de água livre, levando a hiponatremia e oligúria. Em doentes com doença de von Willebrand tipo 2B, o DDAVP pode causar trombocitopenia porque o fator de von Willebrand (vWF) defeituoso tem uma afinidade aumentada para o local de ligação GpIb/IX/V das plaquetas. Isto leva a uma trombocitopenia aparente, uma vez que as plaquetas estão agora ligadas ao vWF. A formação de

inibidores é mais provável em doentes com hemofilia A grave que são expostos a fator exógeno.

15- Qual das seguintes afirmações não é verdadeira em relação à Hemofilia A?

a- A hemofilia A moderada ou ligeira tem geralmente mutações missense .

b- A Hemofilia A grave tem inversões, grandes deleções e mutações sem sentido. c- Os testes genéticos moleculares são utilizados para o diagnóstico durante o início da vida fetal.

d- A semi-vida do fator VIII é de 24 horas.

e- A esperança de vida das pessoas com doença ligeira ou moderada é quase normal. Resposta correcta d

A grande maioria das mutações em doentes com hemofilia A grave são inversões, grandes deleções, mutações nonsense ou frame shift s, que impedem a síntese do fator VIII completo. Em contraste, os doentes com hemofilia A moderada ou ligeira têm geralmente mutações missense em que a proteína completa é produzida, mas tem uma estabilidade ou função diminuída. O fator VIII tem uma semi-vida plasmática de 8 a 12 horas. Assim, são necessárias duas perfusões diárias para manter níveis adequados de hemostase em doentes com hemorragias activas graves. Em doentes com hemofilia A ligeira ou moderada que produzem algum fator VIII, o tratamento com desmopressina liberta o fator de von Willebrand (vWF) das reservas nas células endoteliais e resulta num aumento significativo dos níveis plasmáticos de fator VIII, devido à capacidade do vWF para se ligar e estabilizar o fator VIII. Regra geral, a infusão de desmopressina aumenta os níveis de fator VIII 3 a 4 vezes quando administrada diariamente durante um máximo de 3 dias.

16- Um rapaz de dois anos que tem hemorragias nasais frequentes e um APPT prolongado e um hemograma normal. A sua história familiar é marcada por um tio materno a quem foi diagnosticada "hemofilia". Qual é o diagnóstico mais provável se o nível de fator VIII estiver dentro dos valores normais?

a-Tipo 2N vWD

b-Tipo 3 vWD

c-DTv tipo 2B d-Hemofilia A e-Hemofilia B Resposta correcta e

A hemofilia B, também conhecida como doença de Christmas, é uma caraterística recessiva ligada ao X que resulta na deficiência congénita do fator IX. O aPTT prolongado deste doente, juntamente com a sua história familiar, que é consistente com uma doença ligada ao X, aponta para a hemofilia B como o diagnóstico mais provável. As DvW do tipo 2N e do tipo 3, bem como os doentes com hemofilia A, teriam todos níveis baixos de fator VIII, pelo que são incorrectos. Os doentes com DvW do tipo 2B podem apresentar níveis baixos de plaquetas no hemograma.

17- Todas as afirmações são verdadeiras em relação aos doentes com hemofilia, exceto

a-Pacientes com hemofilia A são os candidatos ideais para a terapia genética b-Níveis de fator VIII superiores a 10% são adequados para alcançar a hemostase. c-Doenças ligadas ao X.

d- Os inibidores de títulos elevados podem ser tratados com fator VII ativado recombinante. e- Todas as afirmações anteriores são verdadeiras.

Resposta correcta e

Os doentes com hemofilia A são candidatos ideais para a terapia génica. A hemofilia A é uma doença monogenética que, em contraste com a doença falciforme, não é significativamente confundida por modificadores genéticos concomitantes. Além disso, não é necessária uma regulação rigorosa da expressão genética do fator VIII para um tratamento seguro e eficaz da hemofilia A, uma vez que os níveis de fator VIII entre 10% e 150% do normal são adequados para alcançar a hemostase e não implicam qualquer risco aparente de trombose no limite superior do intervalo.

Os doentes com inibidores de títulos elevados que neutralizam o fator VIII porcino podem ser tratados com fator VII ativado recombinante ou com preparações que contornam a via intrínseca e desencadeiam diretamente a ativação do fator X em fator Xa. Se a reatividade cruzada entre o anticorpo anti-fator VIII e o fator VIII porcino for mínima, uma opção terapêutica eficaz é mudar para infusões de fator VIII porcino. Em alternativa.

18- Um recém-nascido saudável é circuncidado no berçário antes de ter alta. Após a circuncisão, a sua ferida continua a deitar sangue, apesar da pressão e da ligadura. As suas análises laboratoriais revelam um PTT prolongado e a sua contagem de plaquetas, tempo de hemorragia e TP estão dentro dos valores normais. O nível dos factores de coagulação revela uma diminuição do fator VII, do fator VIII e do fator. O nível do antigénio vWF é normal.
a-Deficiência de Fator VII b-Hemofilia A c-Hemofilia B
d-Doença de von Willebrand tipo III e-Um defeito plaquetário.
Resposta correcta b
Os factores de coagulação dependentes da vitamina K (II, VII, IX, X) são aproximadamente metade dos valores do adulto no recém-nascido saudável e aumentam para 80% aos 6 meses de idade. Por conseguinte, os níveis dos factores VII e IX neste cenário clínico são normais para a idade. Os níveis de fator VIII, no entanto, são comparáveis aos valores do adulto no recém-nascido saudável. Assim, o nível de fator VIII deste doente é anormalmente baixo, mesmo para um recém-nascido. Embora possam ser observados níveis baixos de fator VIII na doença de von Willebrand, o antigénio de von Willebrand está ausente em doentes com DvW tipo III.

19- Qual das seguintes afirmações é verdadeira acerca de um inibidor da hemofilia?

a-Os inibidores ocorrem em 90% dos casos de hemofilia A grave.
b- Ocorre geralmente nas primeiras 10 exposições ao fator. c- O seu título de 11 BU é considerado um inibidor de baixo título.
d-A terapia de tolerância imunológica pode erradicar o inibidor. e-O inibidor é suscetível de desaparecer espontaneamente. Resposta correcta d

Os inibidores ocorrem em aproximadamente 30% dos pacientes com hemofilia A grave, geralmente nas primeiras 20 exposições; entretanto, podem ocorrer em qualquer idade. Os inibidores podem ser erradicados com exposições repetidas ao concentrado de fator VIII (terapia de tolerância imunológica); entretanto, isso pode levar meses ou anos. Se um doente com um inibidor conhecido estiver a sangrar ativamente, pode ser necessário um tratamento com FVIIa recombinante ou um concentrado de complexo protrombínico. Os títulos de inibidor ≤5 BU são considerados títulos baixos e têm maior probabilidade de serem transitórios. Dado que o doente tem um título >5, não é provável que se resolva espontaneamente.

20- Um homem de 3 anos e uma mulher de 6 anos da mesma família sofrem de problemas hemorrágicos recorrentes, ambos têm um PTT prolongado, contagens plaquetárias normais com uma ligeira diminuição do nível de fator VIII Qual é o diagnóstico mais provável?
a- Doença de von Willebrand tipo 2B
b-Doença de von Willebrand tipo 1 c-Doença de von Willebrand tipo 2A d-Doença de von Willebrand tipo 2N e-Doença de von Willebrand tipo 3 Resposta correcta d
A presença de níveis e sintomas semelhantes na sua irmã mais velha sugere uma caraterística hereditária autossómica recessiva em vez de uma caraterística ligada ao X. Por conseguinte, a DvW tipo 2N é mais provável. O nível de fator VIII não é consistente com os tipos 1 e 2A da vWD, enquanto os níveis de atividade e antigénio dos multímeros e do vWF não reflectem os níveis observados nos tipos 2A e

21- Qual das seguintes afirmações é verdadeira em relação ao DDAVP?
a. O DDAVP pode resultar na retenção de água livre.
b. Deve tomar DDAVP diariamente durante 7 dias.
c. Deve aumentar a sua ingestão diária de líquidos.
d. O DDAVP irá diminuir os níveis de fator VIII.

e. O DDAVP deve ser utilizado 4 vezes por dia.

Resposta correcta a

A utilização de DDAVP (uma forma sintética de vasopressina, ou hormona antidiurética) pode levar à retenção de líquidos e hiponatremia. Por conseguinte, os doentes devem limitar a ingestão de líquidos e o sódio sérico deve ser monitorizado. Como ocorre taquifilaxia, a dose é tipicamente diária a cada 2 dias, e o tratamento é geralmente limitado a 3 dias consecutivos. Os níveis de fator VIII aumentam com a libertação do fator de von Willebrand que resulta da utilização de DDAVP.

22- Uma criança de 2 anos é levada para o serviço de urgência (SU) depois de ter sido encontrada a brincar com um raticida. O seu INR é de 3,5. Qual dos seguintes factores se espera que seja normal?
a-Fator II
b-Fator V
Fator c VII
Fator d IX
Fator e X
Resposta correcta b
A síntese dos factores II, VII, IX e X requer vitamina K como cofator. O fator V é um fator sintetizado pelo fígado que não depende da vitamina K. Por isso, é útil para distinguir a insuficiência hepática da deficiência de vitamina K.

22-Todas as seguintes afirmações são verdadeiras na hemofilia A, exceto a-O diagnóstico pré-natal da hemofilia A é possível através da amniocentese. b-Os testes moleculares podem identificar até 98% das mutações causadoras.
c-A ecografia pré-natal pode ser útil até certo ponto se for possível determinar o sexo do feto.
d-A vitamina K pode controlar a hemorragia em rapazes com deficiência de fator VIII. e-As raparigas portadoras de hemofilia têm cerca de 50% de coagulação de fator VIII. Resposta correcta d
Os testes moleculares podem identificar até 98% das mutações causadoras e a melhor forma de o fazer é primeiro num membro da

família afetado. Esta mulher grávida é portadora obrigatória desta doença recessiva ligada ao X com base na sua história familiar, pelo que a mutação identificada no seu filho afetado será a utilizada para o diagnóstico pré-natal. Uma vez que os testes moleculares são demorados e trabalhosos, devem ser iniciados o mais rapidamente possível. Idealmente, os testes moleculares são realizados antes da conceção para os casais que estão interessados em utilizar esta informação durante a gravidez. Muitos casais podem optar por não efetuar o diagnóstico pré-natal, uma vez que este não influenciaria as suas decisões pré-natais, e, em vez disso, esperam pelos testes de diagnóstico à nascença. No entanto, a ultrassonografia pré-natal pode ser útil até certo ponto, se o sexo do feto puder ser determinado, uma vez que apenas os fetos do sexo masculino estariam em risco de desenvolver hemofilia clínica. Atualmente, a identificação precoce e as terapias modernas permitem que os rapazes afectados tenham uma vida quase normal. Para os doentes não tratados anteriormente, a terapia consiste em infusões de fator VIII recombinante a pedido ou, mais recentemente, profiláticas.

A idade típica do diagnóstico na ausência de história familiar (20%-30% dos casos), bem como a gravidade da hemorragia, depende dos níveis de fator VIII. Os rapazes com hemofilia A grave são normalmente diagnosticados entre 1 ano e 2 anos de idade e têm frequentemente hemorragias articulares ou musculares profundas; os rapazes com hemofilia A moderada são mais frequentemente diagnosticados entre os 5 e os 6 anos de idade e têm hemorragias prolongadas com pequenos traumatismos; finalmente, os rapazes com hemofilia A ligeira tendem a ser diagnosticados após uma extração dentária ou uma cirurgia, quando ocorrem hemorragias prolongadas inesperadamente. Os rapazes com hemofilia A devem evitar injecções intramusculares, actividades em que o risco de traumatismo é elevado (especialmente golpes na cabeça) e aspirina ou produtos que contenham outros anti-inflamatórios não esteróides. Recém-nascidos do sexo masculino com hemofilia A (ou em risco de ter) não devem ser submetidos a circuncisão ou a procedimentos cirúrgicos eletivos até que o diagnóstico seja feito ou excluído. Uma vez feito o diagnóstico, o pré-tratamento com concentrado de fator VIII é necessário para todos os procedimentos cirúrgicos, mesmo os menores. A vitamina K não previne nem controla a hemorragia em rapazes com deficiência de fator VIII.

As raparigas ou mulheres portadoras de hemofilia A têm geralmente cerca de 50% de atividade de coagulação do fator VIII e não têm hemorragias excessivas. No entanto, em alguns casos, devido a uma lionização desfavorável, uma mulher pode ter uma atividade de coagulação inferior a 35%. Neste caso, pode ter sintomas semelhantes aos dos rapazes com hemofilia A ligeira. Para uma mulher que seja portadora obrigatória de hemofilia A, cada filho tem 50% de hipóteses de ser afetado, porque receberá o cromossoma X com o gene normal ou o que tem a hemofilia (mutação do fator VIII).

23-   Qual é a afirmação não correcta para a hemofilia? a-Um terço a metade de todos os homens não têm história familiar.
b- Uma família que tenha a mesma mutação terá a mesma gravidade da doença. c-A mãe pode transmitir o gene através das filhas que ninguém foi afetado. d- A mutação da hemofilia A está normalmente presente num estado de mosaico. e-A hemofilia grave é o mais comum de todos os tipos de hemofilia A. Resposta correcta d
A mutação para a hemofilia A está presente num estado de mosaico e é invulgar. Em cerca de 20% dos casos em que não há história familiar prévia de hemofilia, a mãe não é portadora e, nesse caso, o seu filho tem uma mutação causadora da doença de novo. Em algumas destas situações, o filho é um mosaico somático para a mutação, ou seja, a mutação não está presente em todas as células do seu corpo. Em 80% destes casos, a mãe é portadora e pode ter uma mutação genética de novo. Esta mutação pode ter ocorrido no óvulo ou no espermatozoide a partir do qual foi concebida (neste caso, está presente em todas as suas células). Em alternativa, pode ser devida a uma mutação somática que ocorreu no início da embriogénese ou a um mosaicismo germinativo, caso em que está presente apenas em

algumas das suas células germinativas. A mãe pode ter herdado a
mutação causadora da doença da sua mãe ou do pai não afetado (se ele
for um mosaico somático ou germinativo). Todos os rapazes de uma
família que tenham a mesma mutação terão a mesma gravidade da
doença. A hemofilia grave (menos de 1%) é a mais comum de todos
os tipos de hemofilia A. Os testes genéticos moleculares podem
detetar mutações em 98% das pessoas com doença grave.

24-   As seguintes afirmações são verdadeiras sobre a doença de von
Von-willebrand, exceto: a-Representa a doença hemorrágica
hereditária mais comum.
b- A DTV é herdada de forma autossómica dominante, afectando mais
as mulheres do que os homens. c- A menorragia representa um
sintoma importante.
d- O VWF é armazenado nos grânulos α das plaquetas. e- Estabelece
ligações cruzadas entre as plaquetas. Resposta correcta e
O distúrbio hemorrágico hereditário mais comum é a doença de von
Willebrand (VWD), e alguns relatórios sugerem que está presente em
1-2% da população em geral. A VWD é herdada de forma
autossómica, mas a maioria dos centros refere mais mulheres
afectadas do que homens. Como a menorragia é um sintoma
importante, as mulheres podem ter mais probabilidades de procurar
tratamento e, portanto, de serem diagnosticadas. O VW é uma
glicoproteína multimérica de grandes dimensões que é sintetizada nos
megacariócitos e nas células endoteliais. O VWF é armazenado nos
grânulos α das plaquetas e nos corpos de Weibel-Palade das células
endoteliais. Os multímeros de maior peso molecular do VWF são
responsáveis pela interação normal do VWF com a matriz
subendotelial e as plaquetas. Durante a hemostase normal, o VWF
adere à matriz subendotelial após lesão vascular. Quando o VWF se
liga à matriz subendotelial, a conformação do VWF é alterada pelo
cisalhamento, fazendo com que as plaquetas adiram ao VWF através
do seu recetor de glicoproteína IB (GPIb).

25- As seguintes afirmações são verdadeiras sobre a doença de von

Willebrand, exceto: a-A forma mais potente do VWF é a forma multimérica grande.

b- após lesão tecidular, é libertado dos corpos de Weibel-Palade. c-VWF transporta o fator V.

d-O VWF adere à matriz subendotelial após lesão vascular. e-As plaquetas aderem ao VWF através do seu recetor de glicoproteína IB (GPIb). Resposta correcta c

Durante a ativação após uma lesão tecidular, é libertado dos corpos de Weibel-Palade e dos grânulos α das plaquetas. Quando o VWF se liga à matriz subendotelial, as plaquetas aderem ao VWF através do seu recetor de glicoproteína IB (GPIb). O VWF transporta o fator VIII.

26- As seguintes afirmações são verdadeiras sobre a doença de von Willebrand, exceto: a - Os doentes não podem sangrar na apendicectomia.

b-Pode sangrar excessivamente aquando da cirurgia estética ou da mucosa. c-Pacientes com VWD podem ter telangiectasia gastrointestinal.

d-Homozigótico VWD, os sintomas hemorrágicos são ligeiros.

e-Pacientes com VWD tipo 3 grave podem ter hemorragias articulares ou hemorragia espontânea do SNC.

Resposta correcta d

Como o VWF é uma proteína de fase aguda, o stress aumenta o seu nível. Assim, as doentes podem não sangrar com procedimentos que impliquem grande stress, como a apendicectomia e o parto, mas podem sangrar excessivamente na altura da cirurgia estética ou das mucosas. Os sintomas de hematomas podem diminuir durante a gravidez, porque

Os níveis de VWF podem fisiologicamente duplicar ou triplicar como resposta de fase aguda. Raramente, os doentes com VWD podem apresentar telangiectasia gastrointestinal. Esta combinação resulta em hemorragias graves e é responsável por numerosos internamentos hospitalares em doentes com doença grave. Em doentes com VWD tipo 3, ou homozigótica, os sintomas hemorrágicos são muito mais profundos. Estes doentes são normalmente diagnosticados numa fase precoce da vida e podem ter epistaxes ou menorragias graves que resultam em grandes perdas de sangue e possivelmente em choque. Os doentes com VWD tipo 3 grave podem ter hemorragias articulares ou hemorragias espontâneas do sistema nervoso central.

27-   As seguintes afirmações são verdadeiras sobre a Doença de von Willebrand, exceto: a- Resultados normais nos testes de rastreio não excluem o diagnóstico de VWD. b- Os níveis de VWF variam com o tipo de grupo sanguíneo (tipo O < A < B < AB). c- Quanto mais ligeiro for o fenótipo do doente, maior é a dificuldade no diagnóstico. d- O cromossoma 12 contém o gene para o VWF.
e- A atividade do cofator da ristocetina não é necessária para o diagnóstico. Resposta correcta e

Embora os doentes com VWD tenham sido historicamente descritos como tendo um tempo de hemorragia longo e um tempo de tromboplastina parcial longo, estes achados são frequentemente normais em doentes com VWD tipo 1. Resultados normais nos testes de rastreio não excluem o diagnóstico de VWD. Uma vez que não existe um único teste que tenha demonstrado a capacidade de excluir a VWD, se a história for sugestiva de uma doença hemorrágica mucocutânea, devem ser realizados testes à VWD, incluindo um teste quantitativo ao antigénio do VWF, testes à atividade do VWF (atividade do cofator da ristocetina), testes à atividade do fator VIII plasmático, determinação da estrutura do VWF (multímeros do VWF) e uma contagem de plaquetas. Embora a contagem de plaquetas seja normalmente normal na maioria dos doentes, os doentes com doença do tipo 2B ou doença do tipo plaquetário (pseudo-DVW) podem ter trombocitopenia para toda a vida. As variantes da VWD e resume os seus resultados laboratoriais. Os níveis de VWF variam com o tipo de sangue (tipo O < A < B < AB), o que pode confundir o diagnóstico clínico da VWD hereditária, mas a maioria dos clínicos considera que a hemorragia está relacionada com o nível plasmático de VWF. Para além disso, existe controvérsia relativamente à definição clínica da "verdadeira" VWD. A genética molecular pode clarificar o diagnóstico de VWD tipo 1, mas podem existir outros modificadores genéticos fora do gene para o VWF que influenciam significativamente o diagnóstico. Quanto mais ligeiro for o fenótipo do doente, maior é a dificuldade no diagnóstico. O cromossoma 12 contém o gene para o VWF.

28- Qual das seguintes afirmações não é verdadeira no VWD tipo 1,
a- O VWD tipo 1 é a forma mais comum e representa 85% dos casos.
b-A administração de desmopressina aumentará o nível de VWF em 3 a 5 vezes.
c-Tipo 1C, o VWF plasmático é baixo devido a uma falha de

produção.

d-O diagnóstico de VWD restringe-se às pessoas com níveis de VWF

<30 UI/dL.

e-Nenhuma das anteriores .

Resposta correcta c

A VWD tipo 1 é a forma mais comum e representa 85% dos casos. As directrizes NHLBI para a VWD restringem o diagnóstico de VWD a pessoas com níveis de VWF <30 UI/dL. Aqueles com níveis >30 UI/dL mas abaixo do intervalo normal são referidos como tendo "possível VWD" ou como tendo "VWF baixo". Os sintomas de hemorragia incluem epistaxe, hematomas e menorragia. Se a hemorragia for excessiva, a administração de desmopressina (DDAVP) numa dose de 0,3 g/kg IV aumentará o nível de VWF e fator VIII em 3 a 5 vezes. O DDAVP intranasal (Stimate) é particularmente útil para o tratamento ambulatório de episódios hemorrágicos. A dose é de 150 g (1 inalação) para crianças com peso inferior a 50 kg e de 300 g (2 inalações) para crianças com peso superior a 50 kg. Um novo subtipo de VWD tipo 1 tem sido referido como tipo 1C porque o VWF plasmático é baixo devido à depuração acelerada, a produção é normal. Estes doentes podem ser diagnosticados através da determinação dos níveis de VWF:Ag 1 e 4 horas após a infusão de desmopressina para demonstrar a semi-vida reduzida do VWF (2-4 horas) nesta variante. Em alternativa, a determinação do nível do pró-peptídeo do VWF, VWFpp, na linha de base demonstra um rácio VWFpp/VWF:Ag elevado de >2 que é causado pela depuração acelerada do VWF (e não do VWFpp). Nestes doentes, a desmopressina liberta VWF adequado, mas os níveis não são mantidos durante a semi-vida normal e pode ser necessária a infusão de concentrado de VWF, sendo este VWF $T_{1/2}$ normal.

29-   VWD tipo 2A, todas são verdadeiras, exceto:

a-Causada quer pela proteólise anormal do VWF pela ADAMTS13 .

b-Só estão presentes os multímeros mais pequenos de VWF.

A c-Desmopressina é segura e é sempre eficaz.

d-Sangramento significativo deve ser tratado com terapia de substituição de VWF.

e-Os multímeros normais não são mantidos no plasma.

Resposta correcta c

A VWD tipo 2A é causada pela proteólise anormal do VWF pela ADAMTS13 ou pela síntese anormal e secreção reduzida. Em ambos os casos, apenas os multímeros mais pequenos do VWF estão presentes, resultando numa redução do antigénio do VWF com uma redução muito maior da atividade do VWF. Embora a desmopressina seja segura nestes doentes, nem sempre é eficaz, porque os multímeros normais não são mantidos no plasma. As hemorragias significativas devem ser tratadas com terapêutica de substituição do VWF.

30-   Tipo 2B, VWD Todas verdadeiras, exceto

a-Causada por uma de várias mutações que resultam em VWF "hiperativo".

b - O VWF anormal resulta numa rápida eliminação do VWF e das plaquetas.

c-Trombocitopenia moderada a grave é comum.

d-Platelets aglutina-os a baixas concentrações de ristocetina.

A e-Desmopressina é normalmente utilizada.

Resposta correcta e

A VWD tipo 2B pode ser causada por uma de várias mutações que resultam em VWF "hiperativo". O VWF anormal liga-se espontaneamente às plaquetas, resultando numa rápida eliminação do VWF e das plaquetas. Os multímeros de maior peso molecular do VWF são preferencialmente eliminados da circulação, sendo comum a ocorrência de trombocitopenia moderada a grave. O diagnóstico laboratorial baseia-se na constatação de que o VWF 2B hiperativo se liga às plaquetas e as aglutina a baixas concentrações de ristocetina, uma concentração que não aglutinaria plaquetas normais. Se for administrada desmopressina a estes doentes, o VWF 2B hiperativo anormal será libertado e poderá ocorrer uma trombocitopenia mais profunda. Os doentes com VWD 2B respondem normalmente à infusão de VWF.

31-   VWD tipo 2M Qual das seguintes afirmações é verdadeira

a-Os níveis de atividade do VWF são significativamente mais baixos do que os níveis do antigénio do VWF.

b-Mutações que resultam na redução da função de ligação plaquetária do VWF.

c-A ligação desta proteína ao fator VIII é normal.

A d-Desmopressina aumenta os níveis de VWF e de fator VIII.

A e-Desmopressina é sempre eficaz.

Resposta correcta e

A VWD tipo 2M é causada por mutações que resultam na redução da função de ligação às plaquetas do VWF. Assim, os níveis de atividade do VWF são significativamente mais baixos do que os níveis do antigénio do VWF. A ligação desta proteína ao fator VIII é normal; assim, os níveis de fator VIII são semelhantes aos do antigénio do VWF. A desmopressina aumenta os níveis de VWF e de fator VIII, mas o VWF tipo 2M libertado pode não ter atividade suficiente para provocar a paragem da hemorragia. Assim, poderá ser necessário recorrer a uma terapêutica de substituição do VWF se a desmopressina não for clinicamente eficaz.

32-   VWD tipo 2N que não é verdadeira

a-Esta doença também tem sido designada por hemofilia autossómica.

b-A interação das plaquetas com o VWF é normal.

c-O nível de VWF é reduzido muito mais do que os níveis de fator VIII.

A terapêutica de substituição do d-VWF é geralmente eficaz.

a-Raramente herdada de ambos os pais e os níveis de VWF são normais.

Resposta correcta c

A VWD tipo 2N é causada pela redução da ligação do fator VIII ao VWF. Esta doença também tem sido designada por hemofilia autossómica. Com esta variante, a interação das plaquetas com o VWF é normal, mas o VWF tipo 2N liga-se fracamente (ou não se liga de todo) ao fator VIII, resultando numa rápida depuração do fator VIII. Assim, o nível de fator VIII é reduzido muito mais do que os níveis de VWF. Normalmente, os doentes que têm hemorragias sintomáticas são heterozigotos compostos que herdaram um gene para a VWD tipo 1 de um progenitor e um gene para a VWD tipo 2N do outro. Raramente, as mutações do tipo 2N são herdadas de ambos os progenitores e os níveis de VWF são normais. No doente que é heterozigótico composto para os tipos 1 e 2N, um alelo não produz proteína e o outro alelo produz uma proteína funcionalmente anormal e, como resultado, todo o VWF é disfuncional. Embora a desmopressina liberte VWF do tipo 2N, os níveis sustentados de fator VIII podem ocasionalmente ser inadequados para uma hemostase normal. Está indicado um ensaio com desmopressina para avaliar a resposta e a semi-vida do VWF e do fator VIII após a infusão. A terapêutica de substituição do VWF é geralmente eficaz e, uma vez que o VWF é normal, o fator VIII endógeno pode ligar-se ao VWF normal, com uma manutenção mais prolongada dos níveis plasmáticos de fator VIII. O VWF recombinante está atualmente a ser submetido a ensaios clínicos.

33-   VWD de tipo plaquetário (pseudo-) Todas as seguintes não são verdadeiras

a-Anormalidade do recetor GPIb nas plaquetas.

b-Esta doença pode ser considerada a anomalia inversa do tipo 2B.

c-Tratamento com transfusão de plaquetas normais.

d-A infusão com VWF normal pode ser necessária em caso de hemorragia grave.

e-Desmopressina pode ser utilizada.

Resposta correcta e

A (pseudo-)DVW do tipo plaquetário é, na realidade, uma anomalia do recetor GPIb nas plaquetas. Esta forma pode ser considerada a anomalia inversa do tipo 2B, na medida em que o recetor GPIb nas plaquetas é hiperfuncional e liga-se espontaneamente ao VWF plasmático, resultando em trombocitopenia e numa perda de multímeros de VWF de elevado peso molecular, que são indistinguíveis dos observados na VWD tipo 2B. O tratamento consiste na transfusão de plaquetas normais, mas se o nível e a função do VWF forem particularmente baixos, a infusão com VWF normal também pode ser necessária inicialmente para hemorragias graves

34- Qual das seguintes afirmações não é verdadeira acerca da VWD de tipo 3?

a - Os doentes apresentam níveis plasmáticos indetectáveis de VWF.

b-Ocorre em aproximadamente 1: 500.000 indivíduos.

c-Os episódios de hemorragia requerem tratamento com concentrados contendo VWF.

d-Transfundido com concentrados de plaquetas não é necessário.

A e-Desmopressina não é eficaz na VWD tipo 3.

Resposta correcta d

A VWD tipo 3 é a herança homozigótica ou heterozigótica composta da deficiência de VWF. Os doentes apresentam níveis plasmáticos indetectáveis de VWF e níveis baixos, mas mensuráveis, de fator VIII. Estes doentes têm hemorragias graves, mas só raramente têm hemorragias articulares. Esta forma grave e muito rara ocorre em aproximadamente 1: 500.000 indivíduos. As principais características são a hemorragia intracraniana, a epistaxe grave e a menorragia nas mulheres. Os episódios de hemorragia requerem tratamento com concentrados contendo VWF. O VWF é uma proteína plasmática e plaquetária. Uma vez que o tratamento com concentrado contendo VWF apenas corrige o nível de VWF plasmático, os doentes com hemorragias graves podem ter de ser transfundidos com concentrados de plaquetas para corrigir a deficiência de VWF plaquetário. A desmopressina não é eficaz na VWD tipo 3.

35- A semi-vida plasmática do VWF é

a-12 h.

b-14 hr.

c-18 hr.

d-24 hr.

e-48 horas.

Resposta correcta a

Durante o fracionamento do plasma, os multímeros do VWF são alterados de forma variável. Por conseguinte, 1 U/kg aumentará o nível plasmático em 1,5%. A semi-vida plasmática tanto do fator VIII como do VWF é de 12 horas, mas a alteração do VWF durante o fracionamento resulta em semi-vidas de 8-10 horas quando os concentrados são infundidos. Num futuro próximo, poderão estar disponíveis concentrados de VWF purificados ou recombinantes (que não contêm fator VIII). Estes serão úteis na profilaxia ou no tratamento pré-cirúrgico. No entanto, quando utilizados em caso de hemorragia aguda, estes concentrados de VWF poderão ter de ser complementados por uma infusão de fator VIII recombinante na primeira infusão, uma vez que contêm pouco ou nenhum fator VIII. Tanto o VWF como o fator VIII são necessários para uma hemostase normal. Se apenas o VWF for substituído, a correção endógena do nível de fator VIII demora 12-24 horas. As extracções dentárias e, por vezes, as hemorragias nasais podem ser tratadas com desmopressina e um agente antifibrinolítico, COMO O ácido aminocapróico (Amicar).

36-   Qual dos seguintes exames é normal em doentes com doença de von Willebrand moderadamente grave?

a-Tempo de tromboplastina parcial.

b-Tempo de protrombina.

c- Tempo de hemorragia.

Cofator da d-Ristocetina.

e-Fator VIII.

Resposta correcta b

37- A hemofília A versus o fator da doença de von Willebrand inclui todas as seguintes características, exceto

Ligada ao X versus Autossómica na VWD.

b- Ambos têm um tempo de tromboplastina parcial prolongado.

c- Ambos têm um tempo de hemorragia normal.

d- Ambos têm um nível baixo de fator VIII.

e-Hemartrose e hematomas em ambas as doenças ocorrem frequentemente.

Resposta correcta e

A hemartrose e os hematomas são comuns na hemofilia, enquanto que as hemorragias das mucosas são comuns na DVW.

38- O critério mais importante utilizado para estabelecer o diagnóstico da doença de von Willebrand de tipo 1 é:

a-Tempo de protrombina.

b-História clínica.

nível de antigénio c-von Willebrand

Nível do fator VIII d

e-Tempo de sangria.

Resposta correcta a

O diagnóstico da doença de von Willebrand baseia-se numa
combinação de antecedentes hemorrágicos pessoais e familiares,
juntamente com estudos laboratoriais de apoio. A atividade de von
Willebrand e os níveis de antigénio encontram-se por vezes num
intervalo que não distingue claramente entre doentes do tipo 1 e
controlos saudáveis, uma vez que muitos factores podem modular os
níveis do fator vW. A maioria dos indivíduos tem antigénio, cofator
de ristocetina e atividade do fator VIII acima de 50%. No entanto,
níveis entre 30% e 50% podem ser normais, uma vez que o tipo de
sangue, o estado da tiroide e outros factores podem modular estes
valores laboratoriais. Por isso, a história pessoal de hemorragias e a
história familiar são fundamentais para o diagnóstico da doença de
von Willebrand.

39- Qual das seguintes afirmações é verdadeira em relação à doença
de von Willebrand (vWD)?

As vWD do tipo 2B têm uma resposta negativa na agregação
plaquetária induzida por uma dose baixa de ristocetina.
b-As vWD do tipo 2B têm multímeros de vWF de alto peso molecular
diminuídos. c-As vWD do tipo 2A, os pequenos multímeros estão
ausentes.
d-Tipo 2M, a distribuição do multímero é anormal. e-Tipo 2N Vwd
nunca está presente na mulher.
Resposta correcta b
As vWD tipo 2B têm uma resposta positiva na agregação plaquetária
induzida por uma dose baixa de ristocetina. As vWD de tipo 2B
apresentam uma diminuição dos multímeros de elevado peso
molecular do vWF. As vWD do tipo 2A, uma vez que a relação
atividade/antigénio está diminuída e os multímeros altos e intermédios
estão ausentes. Tipo 2M, uma vez que a relação atividade/antigénio
está diminuída, mas a distribuição dos multímeros é normal. Tipo 2N

vWD ou hemofilia A ligeira (num doente do sexo feminino, isto pode ocorrer devido a lionização extrema, síndrome de Turner ou, raramente, co-herança de 2 alelos mutantes do fator VIII). A doença de von Willebrand do tipo 2 é caracterizada por um defeito qualitativo no FvW; por conseguinte, o nível desproporcionalmente baixo de atividade do FvW, relativamente ao antigénio do FvW, indica um defeito do tipo 2.

No entanto, a ausência de multímeros intermédios e grandes distingue este subtipo do tipo 2M, que tem um aspeto normal dos multímeros. O tipo 2A é uma doença autossómica dominante. Estes doentes respondem normalmente mal ao tratamento com DDAVP. O tipo 1 é uma deficiência quantitativa do vWF com uma diminuição proporcional da atividade e do antigénio do vWF.

40- A doença de von Willebrand (VWD) inclui todas as seguintes afirmações, exceto

a-Mais de 75% dos doentes com doença de von Willebrand têm o tipo 1. b-O tipo 2A tem uma relação atividade/antigénio anormal c-O tipo 2M tem uma atividade multimérica anormal.
O tipo 2N é caracterizado por um baixo nível de fator VIII.
e- VWD tipo 3, caracterizada pela ausência completa de vWF.
Resposta correcta c
O tipo 2M tem uma atividade normal de multímeros.

41- A deficiência do Fator XIII caracteriza-se por todas as seguintes características, exceto a- uma doença autossómica recessiva .
b- hemorragia pós-cirúrgica retardada.
c- hemorragia do coto umbilical e hemorragia intracraniana.
d- diminuição da solubilidade do coágulo. e- TP normal.
Resposta correcta d
A deficiência do fator XIII é uma doença autossómica recessiva associada a hematomas excessivos, hemorragias musculares e articulares, menorragia, hemorragia pós-cirúrgica tardia, hemorragia do coto umbilical e hemorragia intracraniana. Na sua forma activada,

o fator XIII é responsável pela ligação cruzada do coágulo de fibrina. Por conseguinte, num doente com deficiência de fator XIII, a solubilidade do coágulo está aumentada. O aumento do fator XIII resultaria numa diminuição da solubilidade do coágulo.

42- Uma menina de 3 anos apresenta epistaxes recorrentes. O exame revela uma ligeira distensão abdominal com uma pequena massa palpável no lado direito. A sua Hb 82 g/l, contagem de plaquetas 245 x 10/1, APTT 49,2 s (26-34), PT 13s (12-14), fator VIII 19% (50-150%), fator IX 78% (50-150), fator de von Willebrand/cofator de ristocetina 12% (50-200) e antigénio de von Willebrand 31% (50-200). A ultrassonografia mostra uma massa relacionada com o rim direito. Qual é o diagnóstico mais provável? a-Doença de von Willebrand adquirida
b-Haemofilia A com hemorragia no rim c-Doença de von Willebrand de tipo I d-Doença de von Willebrand de tipo IIb e-Doença de von Willebrand de tipo III
Resposta correcta a

Bibliografia

i.   Federici AB, Mannucci PM, Castaman G, et al: Preditores clínicos e moleculares de trombocitopenia e risco de hemorragia em doentes com doença de von Willebrand tipo 2B: um estudo de coorte de 67 pacientes. Sangue 2009; 113:526-534.

ii.   Haberichter SL, Balistreri M, Christopherson P, et al: Assay of the von Willebrand fator (VWF) propeptide to identify patients with type 1 von Willebrand disease with decreased VWF survival. Blood 2006; 108:33443351.

iii.   Mannucci PM: Tratamento da doença de von Willebrand. N Engl J Med 2004; 351:683-694.

iv.   Montgomery RR, Cox Gill J, Di Paola J: Hemofilia e doença de von Willebrand. In: Orkin SH, Nathan DG, Ginsburg D, et al ed. Nathan and Oski's hematology of infancy and childhood, ed 7. Nathan and Oski's hematology of infancy and childhood, ed 7. Philadelphia: Saunders Elsevier; 2009:1487-1524.

v.   Nichols WL, Hultin MB, James AH, et al: Doença de von Willebrand (VWD): directrizes de diagnóstico e gestão baseadas na evidência, relatório do Painel de Peritos do Instituto Nacional do Coração, Pulmão e Sangue (NHLBI) (EUA). Haemophilia 2008; 14:171-232.

vi.   Sadler JE: Fator de von Willebrand: duas faces de uma moeda. J Thromb Haemost 2005; 3:1702-1709.

Malignidade hematológica (leucemia e linfoma)

A doença maligna mais comum na infância é:

a-Leucemia mielogénica aguda.

b- Leucemia linfoblástica aguda.

c- Neuroblastoma.

d- Tumores cerebrais.

e-Hepatoblastoma.

Resposta correcta b

A leucemia linfoblástica aguda é a neoplasia maligna mais comum na infância. Representa mais de 25% de todas as doenças malignas infantis, com a leucemia linfoblástica aguda a representar aproximadamente 85% das leucemias infantis e a leucemia mielogénica aguda a representar aproximadamente 15% das leucemias infantis. O pico de incidência da leucemia linfoblástica aguda situa-se no grupo etário dos 2 aos 6 anos.

2- Os seguintes factores não estão relacionados com a leucemia aguda:

a- A incidência não aumenta na mesma família se um dos membros for afetado.

b- Se um dos gémeos tiver leucemia, a probabilidade de o segundo gémeo desenvolver leucemia é de 20%.

c-Aumento da incidência na agamaglobulinemia congénita.

d-Aumento da incidência na síndrome de Shwachman-Diamond .

e-Pico de incidência entre 2 e 5 anos.

Resposta correcta a

A incidência de leucemia em irmãos de doentes com leucemia é quatro vezes superior à da população em geral. O pico de incidência ocorre entre os 2 e os 5 anos de idade e representa 25-30% de todos os cancros infantis. Incidência aumentada na síndrome de Shwachman-Diamond (SDS) e na anemia de Diamond-Blackfan (DBA). Se um dos gémeos desenvolver leucemia durante os primeiros 5 anos de vida, o risco de o segundo gémeo desenvolver leucemia é de 20%.

3- A terapêutica padrão para uma menina de 8 anos com LLA (leucemia linfoblástica aguda) recentemente diagnosticada com envolvimento do SNC inclui:
a-Irradiação craniana
b-Irradiação cranioespinal c-Transplante de células estaminais

d-Inclusão de citarabina em dose elevada e-Imatinib.
Resposta correcta a
Embora vários estudos recentes tenham relatado resultados promissores no tratamento da LLA com envolvimento do SNC sem irradiação, a irradiação craniana continua a ser considerada um componente essencial da terapia para esses doentes pela maioria dos centros e grupos cooperativos. A irradiação cranioespinal já não é utilizada na maioria dos centros.

4- As características de apresentação comuns em ALL incluem todas, exceto

a-Linfadenopatia mediastínica volumosa mais comum na leucemia de células T.

b-Os doentes apresentam-se inicialmente com pancitopenia em 20-30% dos casos.

c-Envolvimento testicular Ocorre em menos de 2% dos rapazes aquando do diagnóstico.

d-Os cloromas da medula espinal ocorrem muito raramente na LLA.

e- O envolvimento renal é mais comum na LLA de células T.

Resposta correcta b

Um a 2% dos doentes apresentam inicialmente pancitopenia e podem ser erradamente diagnosticados como tendo anemia aplástica ou insuficiência da medula óssea (representa 5% da anemia aplástica adquirida) e acabam por desenvolver leucemia aguda. Nestes casos, a doença é caracterizada por pancitopenia ou citopenia única, medula óssea. Não há hepatoesplenomegalia. Diagnóstico de leucemia 1-9 meses após o início dos sintomas. Cloromas da medula espinal (muito pouco frequentes na LLA) - podem apresentar-se com dores nas costas, dores nas pernas, dormência, fraqueza, síndroma de Brown-Se'quard e problemas nos esfíncteres da bexiga e do intestino.

5- O local mais comum de envolvimento gastrointestinal num doente com LLA é

a-Estômago.

b-Duodeno.

c-Jejuno.

d-Ílio.

e-Cecum.

Resposta correcta e

Envolvimento gastrointestinal: A manifestação mais comum é a hemorragia. Os infiltrados leucémicos no trato gastrointestinal são normalmente silenciosos até à fase terminal, quando pode ocorrer enteropatia necrotizante. O local mais comum é o ceco, dando origem a uma síndrome conhecida como tiflite.

6- A prova mais definitiva de que uma LLA é de linhagem de células T é: a-Massa mediastínica
Contagem de leucócitos b >500.000/microlitro
c-Presença de rearranjos do gene do recetor de células T d-Expressão de CD3 citoplasmático e-Expressão de CD3 de superfície
Resposta correcta d
É utilizado um painel de anticorpos para estabelecer o diagnóstico de

leucemia e para distinguir entre os subclones imunológicos. O painel deve incluir pelo menos um marcador que seja altamente específico da linhagem, por exemplo, CD19 para a linhagem B, CD3 citoplasmático para a linhagem T e mieloperoxidase ou marcadores de diferenciação monocítica, como esterase não específica, CD11c, CD14, CD64, lisozima para malignidades da linhagem mieloide.

7- As características clínicas e laboratoriais comuns que se apresentam na ALL incluem todas, exceto

a- O envolvimento da pele ocorre ocasionalmente na leucemia neonatal.

b- Metade dos doentes demonstraram envolvimento cardíaco sintomático.

c- O envolvimento dos pulmões é pouco frequente e pode dever-se a infiltrados leucémicos.

d- A dor óssea é um dos sintomas iniciais em 25% .

e- Deve suspeitar-se de leucemia quando a medula óssea contém mais de 5% de blastos.

Resposta correcta b

Metade a dois terços dos doentes demonstraram envolvimento cardíaco na autópsia, embora a doença cardíaca sintomática ocorra em menos de 5% dos casos devido à toxicidade tardia do tratamento. Os achados patológicos podem incluir infiltrados leucémicos e hemorragia do miocárdio ou do pericárdio. O envolvimento da pele ocorre ocasionalmente na leucemia neonatal ou na LMA. O envolvimento dos pulmões é pouco frequente e pode dever-se a infiltrados leucémicos ou a hemorragia em doentes com contagens muito elevadas de glóbulos brancos (leucostase). Pode resultar de infiltração leucémica direta do periósteo, enfarte ósseo ou expansão da cavidade medular por células leucémicas. As alterações radiológicas ocasionalmente observadas incluem lesões osteolíticas envolvendo a cavidade medular e o córtex.

8- As características de apresentação laboratorial em ALL incluem todas, exceto

a- A medula óssea é normalmente substituída por 80-100% de blastos.

b- A contagem de leucócitos é baixa, normal ou aumentada.

c- CNS-2 menos de 5 WBCs/mm3 com blastos na lâmina de citocentrífuga.

d- Fosfatase ácida positiva em T-ALL .

e- A basofilia é frequentemente observada em crianças com LLA.

Resposta correcta e

A eosinofilia é ocasionalmente observada em crianças com LLA; 20% dos doentes com LMA têm um número aumentado de basófilos. A medula óssea é normalmente substituída por 80100% de blastos, estando os megacariócitos normalmente ausentes.O envolvimento do SNC na leucemia é classificado da seguinte forma

i. CNS1 menos de 5 leucócitos/mm3 , sem blastos na lâmina de citocentrifugação.

ii. SNC2 menos de 5 leucócitos/mm3 , blastos na lâmina de citocentrífuga.

iii. CNS3 mais de 5 leucócitos/mm3 , blastos na lâmina de citocentrífuga.

9- As características de apresentação laboratorial em ALL incluem todas, exceto

a-O marcador do painel CD19 altamente específico da linhagem para a linhagem B .

b- Marcadores de diferenciação monocítica Superfície CD3, CD7.

c- O CD79a citoplasmático, o CD22 citoplasmático e o CD10 para a linhagem B.

d-O CD13 e o CD33 para células mielóides.

e-Superfície imunoglobulina-positiva e são tratados como linfoma de Burkitt.

Resposta correcta b

Marcadores de diferenciação monocítica, tais como esterase não específica, CD11c, CD14, CD64. O marcador de painel altamente específico da linhagem CD19 para a linhagem B e CD3 citoplasmático para a linhagem T. CD3, CD7 e CD5 de superfície para a linhagem T e CD13 e CD33 para as células mieloides. As células B maduras representam 1-2% dos casos de LLA. Estas são positivas para imunoglobulinas de superfície e são tratadas como linfoma de Burkitt.

10- Os TODOS os tipos de células T incluem todos os seguintes, exceto

a-Idade mais avançada na apresentação.

b- Contagem inicial elevada de glóbulos brancos.

c- Presença de doença extramedular, por exemplo, massa mediastínica.

d- Mau prognóstico, mesmo com terapias intensivas.

e- O tipo de células T é responsável por 15-20% das LLA.

Resposta correcta d

Tradicionalmente, o prognóstico é mau, mas o tratamento com terapias intensivas de alto risco melhorou o resultado

11- O fator de prognóstico mais forte na LLA é a idade.
b-Contagem inicial de glóbulos brancos.
c-Sexo.
d-Avaliação do tratamento por doença residual mínima no final da terapêutica de indução. e-Presença de leucemia do sistema nervoso central (CNS3).
Resposta correcta d

Resposta precoce ao tratamento, avaliada por doença residual mínima no final da terapêutica de indução

12- Todos os casos de TODAS as crianças que têm evidência de anomalias cromossómicas apresentam todas as seguintes características, exceto

a- Trissomias específicas (4, 10, 17 e 18) estão associadas a um mau resultado.

b- Os doentes com um índice de ADN inferior a 0,81 têm um pior resultado.

c- A LLA hipodiplóide encontra-se em aproximadamente 6% dos doentes.

d- t (1;19) não mostrou qualquer diferença nos resultados.

e- t (17:19) ocorre em aproximadamente 1% e está associada a um mau prognóstico.

Resposta correcta a

Trissomias específicas (4, 10 e 17 e 18 em alguns estudos) estão associadas a um resultado particularmente bom. Os doentes com um cariótipo com menos de 44 cromossomas ou com um índice de ADN inferior a 0,81 têm um pior resultado.
A LLA hiperdiplóide é caracterizada por ganhos cromossómicos totais e observa-se em 30% dos doentes e a LLA hipodiplóide encontra-se em cerca de 6% dos doentes. A t (1;19) está frequentemente associada a um elevado número de leucócitos no momento do diagnóstico e ocorre em cerca de 5% das LLA recentemente diagnosticadas, não apresentando qualquer diferença nos resultados. A t (17:19) ocorre em cerca de 1% dos doentes recém-diagnosticados e tem sido associada a hipercalcemia, DIC e mau prognóstico.gene de fusão ETV6-RUNX1 t(12;21) (p13q22). t(12;21), anteriormente referida como TEL-AML1, é detectada por citogenética padrão em menos de um em cada 1000 casos; no entanto, utilizando técnicas moleculares como a hibridação in situ fluorescente (FISH), é detectada em cerca de 25% dos casos de

LLA-B. Esta translocação está associada a um excelente prognóstico.

13- O rearranjo do gene MLL na banda cromossómica 11q23 nos doentes com leucemia aguda inclui todas as seguintes situações, exceto

a- Afecta 80% de todos os casos em bebés.

b- Afecta 3% de todos os casos em crianças mais velhas.

c- Afecta 45% da LMA secundária que envolve a utilização de

inibidores da topoisomerase II. d-Esta translocação tem um

prognóstico muito mau apesar da terapia intensiva.

e-Todas as afirmações anteriores são verdadeiras.

Resposta correcta c

O rearranjo do gene MLL na banda cromossómica 11q23 afecta 80% dos casos de LLA em bebés, 3% dos casos de LLA em crianças mais velhas e 85% dos casos de LMA secundária que envolvem a utilização de inibidores da topoisomerase II. Esta translocação tem um prognóstico muito mau apesar da terapia intensiva.

14- Os casos de TODAS as crianças incluem todas as seguintes situações, exceto:

a- Um valor do índice de ADN superior a 1,16 está associado a um bom resultado.

b-Os doentes que não se encontram em remissão no final da indução têm um prognóstico muito mau.

c- Níveis de MRD superiores a 0,01% têm um pior prognóstico.

d - A DRM no sangue periférico limpa até ao 8º dia tem um excelente prognóstico.

e-Blastos na citospina sem um aumento de leucócitos não têm um prognóstico significativo.

Resposta correcta e

Doença do SNC - A presença de doença do SNC aquando do diagnóstico é um fator de prognóstico adverso, apesar da intensificação da terapêutica com irradiação do SNC e terapêutica intratecal adicional. A presença de blastos na citospina sem um aumento de leucócitos (estado CNS2) está também associada a um resultado inferior. Os doentes cuja MRD no sangue periférico desaparece até ao dia 8 (e não têm MRD na medula óssea detetável ao dia 29) têm um excelente prognóstico. Os doentes que não se encontram em remissão no final da terapêutica de indução (25% de todos os doentes) têm um prognóstico muito mau. Os níveis de MRD superiores a 0,01% têm um pior prognóstico e requerem a intensificação do tratamento.

15- O subgrupo de risco mais elevado de bebés com menos de 1 ano de idade com LLA é o dos bebés com: a - Envolvimento do sistema nervoso central
b-Contagem inicial de glóbulos brancos $\geq$ 50 000/microlitro c-Translocações MLL

d-Idade < 3 meses
e- Translocações MLL e idade < 3 meses. Resposta correcta e

Os factores de prognóstico mais fortes em bebés com LLA são a idade (<3 meses é pior do que 3 a <6 meses, é pior do que 6-12 meses) e a presença de uma translocação MLL. Os bebés com idade <3 meses e translocações MLL têm um resultado extremamente mau.

16- Qual dos seguintes números cromossómicos e hiperdiploidia é um marcador de prognóstico favorável?
a-Número de cromossomas $\geq$50. b-Número de cromossomas $\geq$53 c-Número de cromossomas <53. d-Número de cromossomas $\geq$52. e-Número de cromossomas $\geq$48. Resposta correcta b
A hiperdiploidia com um número de cromossomas $\geq$53 $\geq$53 cromossomas (que se correlaciona com um índice de ADN $\geq$1,16) é um fator de prognóstico favorável na LLA de linhagem B, mas não na

LLA-T. Os doentes com 50-52 cromossomas (a) não se saem tão bem como aqueles com 53+ cromossomas. Muitos estudos, mas não todos, concluem que o prognóstico favorável associado à hiperdiploidia está mais ligado a trissomias cromossómicas específicas (especialmente dos cromossomas 4 e 10) do que à própria ploidia. A hipodiploidia é um marcador de prognóstico desfavorável, sendo o melhor ponto de corte <44 cromossomas. O resultado é ainda mais desfavorável com números cromossómicos mais baixos, particularmente perto dos haplóides (número de cromossomas 24-31).

17- Melhor método para a deteção de doença residual mínima (DRM) em leucemia por a- morfologia.

b-Citogenética.

c-Hibridação fluorescente in situ.

d-Citometria de fluxo multicolorida.

e-Reação em cadeia da polimerase.

Resposta correcta e

18- O tratamento da LLA recentemente diagnosticada inclui todos os seguintes aspectos, exceto

a-Resposta à terapia medida pela MRD da medula óssea no dia 29.

b- A dexametasona ou a prednisona apresentam o mesmo resultado em doentes de risco padrão.

c- A resposta inicial à terapêutica é um importante fator de previsão do resultado.

d-O metotrexato em dose elevada administrado durante a manutenção provisória melhora o resultado em doentes de alto risco.

e-A duração do tratamento em doentes de baixo risco é de cerca de 2,5 anos.

Resposta correcta b

A substituição de dexametasona por prednisona melhora o resultado em doentes de risco padrão, embora a sua utilização na quimioterapia de indução para doentes. Os doentes de risco padrão que recebem o regime de metotrexato de Capizzi durante a manutenção provisória melhoram a sobrevivência. O metotrexato em dose elevada administrado durante a manutenção provisória melhora o resultado em doentes de alto risco.

19- TODOS os bebés incluem todos os seguintes aspectos, exceto

a-Uma elevada incidência de recidiva precoce da medula óssea ou extramedular.

b- Tenha um elevado número de leucócitos inicial e uma organomegalia maciça.

c- As células leucémicas são normalmente CD10-positivas.

d- As células expressam frequentemente antigénios mielóides e têm uma maior resistência à terapia.

e- Transplante alogénico de células estaminais utilizado para a LLA infantil com uma anomalia citogenética 11q23.

Resposta correcta c

As células leucémicas são normalmente CD10-negativas. A LLA infantil representa 2-5% das leucemias infantis. Os bebés com menos de 12 meses de idade com LLA têm um prognóstico extremamente mau, pior do que em qualquer outra idade. Estes doentes têm uma elevada incidência das seguintes características de mau prognóstico: leucócitos iniciais elevados, organomegalia maciça, trombocitopenia, leucemia do SNC. Não obtenção de remissão completa até ao 14º dia. Transplante alogénico de células estaminais para LLA infantil com uma anomalia citogenética 11q23 ou uma anomalia molecular MLL. As células expressam frequentemente antigénios mielóides e os blastos têm características fetais e apresentam uma maior resistência à terapêutica.

20- As LLA Philadelphia-positivas incluem todas as seguintes situações, exceto

a-Está presente em apenas 3% das crianças com LLA.

b-O imatinib adicionado a um regime de quimioterapia intensiva melhorou.

c- Estes doentes já não são candidatos a um transplante de medula óssea por rotina.

d-O inibidor de tirosina quinase de segunda geração, dasatinib, não é utilizado.

e- toxicidade hepática pode seguir-se à utilização de imatinib.

Resposta correcta d

O inibidor de tirosina quinase de segunda geração, dasatinib, está a ser testado em complemento da quimioterapia padrão em doentes pediátricos com LLA recém-diagnosticada com cromossoma Filadélfia positivo. A utilização de imatinib (340 mg/m2 /dia) adicionado a um regime de quimioterapia intensiva melhorou o resultado nesta população aos 3 anos para uma EFS de 80%. Estes doentes já não são candidatos a transplante de medula óssea por rotina.

21- Qual dos seguintes medicamentos tem um risco especificamente elevado de efeitos secundários em TODAS as crianças com síndrome de Down?

a- Vincristina.

b-Esteroide.

c- Metotrexato.

d-L-asparaginase.

e-6-mercaptopurina.

Resposta correcta c

É importante salientar que estes doentes podem ter muitos efeitos secundários do tratamento, particularmente em resposta a doses mais elevadas de metotrexato. Os doentes com síndrome de Down têm um risco 20 vezes maior de desenvolver LLA.

22-   Qual das seguintes afirmações não é verdadeira acerca da recidiva da leucemia?

a- Recidiva isolada da medula óssea sem envolvimento do SNC e/ou dos testículos. b- Recidiva do SNC ou citomorfologia positiva ou sinais clínicos de leucemia do SNC.

c- Recaída testicular isolada se houver infiltração leucémica nos testículos.

d- Os doentes com recidiva isolada da medula óssea têm um melhor prognóstico do que os que têm uma recidiva combinada da medula óssea e do SNC.

e- As crianças que sofrem uma recaída da medula óssea durante a terapêutica têm uma sobrevivência a longo prazo muito fraca.

Resposta correcta d

Os doentes com recidiva isolada da medula óssea têm um pior prognóstico do que os doentes com recidiva combinada da medula óssea e do SNC, ao passo que os doentes com recidiva extramedular isolada (por exemplo, recidiva do SNC) têm melhor prognóstico.Recidiva isolada da medula óssea: Mais de 25% de blastos (medula óssea M3) em qualquer altura que altere a obtenção de remissão num único aspirado ou biópsia da medula óssea sem envolvimento do SNC e/ou dos testículos. Recidiva isolada do SNC: Citomorfologia positiva e WBC .5/µl e/ou sinais clínicos de leucemia do SNC, como paralisia do nervo facial, envolvimento cerebral/ocular ou síndrome hipotalâmica. As crianças cuja recaída na medula óssea

ocorre após a conclusão da terapia (mais de 6 meses, "recaída tardia")
têm uma segunda remissão significativamente mais longa. Embora a
remissão clínica possa ser alcançada na maioria das recaídas, as taxas
de sobrevivência a longo prazo variam entre 40 e 50%.A positividade
da MRD também se correlaciona fortemente com a duração da
remissão inicial. Os doentes que sofrem uma recidiva menos de 18
meses após o diagnóstico inicial apresentam a maior proporção de
positividade da MRD.

23- Os factores de risco que prevêem a recidiva do SNC incluem
todos, exceto

a- Imunofenótipo de células T.

b- Leucócitos elevados aquando do diagnóstico.

c- Presença de células leucémicas no LCR aquando do diagnóstico.

d- Anomalias genéticas desfavoráveis.

e- Plaquetas baixas aquando do diagnóstico.

Resposta correcta e

Plaquetas baixas no momento do diagnóstico não relacionadas com
recidiva do SNC .

24- As seguintes afirmações sobre recaídas no SNC são verdadeiras,
exceto;

a-O envolvimento submicroscópico da medula óssea é um achado
frequente em doentes com recidiva isolada do SNC.

b-A quimioterapia intratecal cura a leucemia do SNC.

c- A recidiva da medula óssea ocorre em mais de 50% dos doentes
que atingem a remissão do SNC.

d- A administração sistémica de dexametasona com doses elevadas de
quimioterapia é utilizada no tratamento da leucemia do SNC

e- As recidivas precoces do SNC devem ser tratadas com

quimioterapia seguida de transplante alogénico de células estaminais.

Resposta correcta b

A quimioterapia intratecal por si só não cura a leucemia do SNC. No entanto, é possível obter uma remissão temporária com a quimioterapia intratecal isolada. A recidiva da medula óssea ocorre em mais de 50% dos doentes que atingem a remissão do SNC, independentemente da utilização de quimioterapia intensificada na altura da recidiva do SNC.

25- A administração sistémica de todos os seguintes medicamentos é utilizada no tratamento da leucemia do SNC, exceto

a- Dexametasona.

b- PEG-asparaginase.

c- Metotrexato em dose elevada.

d-Carboplatina.

e-Citarabina em dose elevada .

Resposta correcta d

A administração sistémica de dexametasona, PEG-asparaginase, metotrexato em doses elevadas e citarabina em doses elevadas demonstrou ser eficaz no tratamento da leucemia do SNC.

26- Recaídas precoces do SNC, significa a duração da primeira remissão inferior a

a- 6 meses.

b-12 meses.

c-18 meses.

d-24 meses

e-3 anos.

Resposta correcta c

As recaídas precoces do SNC (duração da primeira remissão inferior a 18 meses) devem ser tratadas com quimioterapia seguida de transplante alogénico de células estaminais. Nos doentes que receberam previamente irradiação craniana e que desenvolvem uma recaída no SNC, o autor prefere um regime de reindução seguido de transplante alogénico de medula óssea.

27- Qual das seguintes afirmações não é verdadeira acerca da recidiva testicular isolada?

a- Uma incidência de aproximadamente 2% foi registada em estudos recentes.

b-O tratamento inclui radioterapia local nos testículos afectados.

C-Reindução e continuação da quimioterapia e quimioprofilaxia do SNC.

d- Os ensaios têm vindo a utilizar o mesmo protocolo que para a recidiva do SNC, com a eliminação da irradiação craniana.

e- recidiva testicular isolada através da utilização de quimioterapia intensiva, incluindo metotrexato em doses elevadas, e limitação da radiação testicular.

Resposta correcta b

O tratamento da recidiva testicular isolada inclui radioterapia local em ambos os testículos.

28- Qual dos seguintes factores é mais importante na altura da primeira recaída da ALL?
a-Imunofenótipo e duração de 1st remissão.
b- Dose cumulativa de antraciclina.
c-Intensidade do tratamento anterior.
d- Sexo dos pacientes e nível de hemoglobina.
e- Idade da recaída.
Resposta correcta a
Os factores mais importantes na altura da primeira recidiva medular são a duração da primeira remissão (<18 meses é pior do que 18-36

meses, é pior do que >36 meses), o imunofenótipo (a LLA-T é muito pior do que a LLA de células B precursoras) e o envolvimento isolado ou combinado da medula óssea. A idade da recidiva tem algum significado prognóstico, com os adolescentes mais velhos a apresentarem resultados muito piores do que as crianças pequenas, mas este não é tão forte como os factores acima referidos nas análises multivariadas. A dose cumulativa de antraciclina pode influenciar as opções de tratamento disponíveis para tratar a recidiva, mas não tem significado prognóstico.

29- Uma rapariga de 4 anos com uma história de 7 dias de perda de apetite, claudicação e hematomas tem uma contagem de leucócitos de $35 \times 10\ 9\ /L$ com evidência de blastos no seu esfregaço de sangue periférico. É enviada uma amostra de medula óssea para citometria de fluxo. Os blastos expressam CD19 e CD10, mas não expressam imunoglobulina nem CD3. Que tipo de leucemia linfoblástica aguda tem esta criança?

a- Células B maduras

b-Células T maduras

c-Células B comuns (pré iniciais)

d-Pró-célula B e-Pré-célula T

Resposta correcta c

A expressão de marcadores de superfície celular nas células leucémicas pode ser utilizada para determinar a linhagem (B, T ou mieloide), bem como o estádio de maturação (pró-célula, pré-célula, célula madura, etc.) das células blásticas, fornecendo informações prognósticas e orientando as opções terapêuticas. Por este motivo, a citometria de fluxo tornou-se uma parte essencial do exame inicial da leucemia. Os marcadores de células B CD19 e CD22 estão presentes na maioria das células linfóides da linhagem B, independentemente do estádio de maturação. O antigénio comum ALL (CALLA, CD10) está presente nas células pré ("comuns") e em muitas células pré B, mas desaparece na fase de células B maduras.

29- Qual dos seguintes marcadores sugere que as células são de linhagem de células T?

a-CD19

b- CD22

c-CD10

d-CD3

e-CD11

Resposta correcta d

A imunoglobulina aparece primeiro no citoplasma das células B pré, e depois na superfície das células B maduras. Uma vez que os blastócitos deste doente expressam CD19 e CD22, são de linhagem B, e uma vez que expressam CD10 mas não imunoglobulina, são precursores precoces de células B. A expressão de CD3 sugere que as células são de linhagem de células T.

30- Qual dos seguintes estudos genéticos da leucemia linfoblástica aguda tem o pior prognóstico?

a-hiperdiploidia

b- t (12;21).

c- t (4; 11), a translocação MLL

d- t (1;19), a translocação TCF3-PBX1

e-Nenhuma das anteriores.

Resposta correcta c

As características biológicas influenciam o prognóstico. As alterações genéticas mais comuns nas leucemias linfoblásticas agudas de células B são a hiperdiploidia (>51 cromossomas) e uma translocação entre os cromossomas 12 e 21. Ambos os achados estão associados a um melhor prognóstico, tal como a translocação menos comum entre os cromossomas 1 e 19. Os bebés com menos de 1 ano de idade, particularmente os que têm menos de 6 meses de idade, têm normalmente uma translocação entre os cromossomas 4 e 11. Estes bebés têm um mau prognóstico, com uma sobrevivência livre de eventos a 5 anos de aproximadamente 40%.

31-   Quais são os passos iniciais mais adequados na avaliação de um doente adolescente que apresenta uma contagem de leucócitos muito elevada e linfadenopatia difusa, altamente suspeita de leucemia aguda?

a-Transfusão de produtos sanguíneos se a hemoglobina for inferior a 8 g/dl

b-Efectue um aspirado e uma biopsia da medula óssea para confirmar o diagnóstico.

c-Obter uma radiografia do tórax e análises químicas

d-Administre uma dose de esteróides para suprimir o blastócito.

e-Dê-lhe um grande bólus de fluidos intravenosos.

Resposta correcta c

Uma vez que os doentes com leucemia recentemente diagnosticada podem apresentar envolvimento do mediastino, é importante monitorizar cuidadosamente o comprometimento respiratório. Neste caso, deve ser efectuada uma radiografia do tórax antes de se proceder ao aspirado e à biopsia da medula óssea para avaliar o estado das vias respiratórias. Se este doente apresentasse uma massa mediastínica significativa, o diagnóstico de leucemia poderia ser obtido por avaliação microscópica, citometria de fluxo e citogenética do sangue periférico. Os doentes com leucemia recentemente diagnosticada podem apresentar distúrbios metabólicos da síndrome de lise tumoral, pelo que a análise química seria uma parte importante da avaliação inicial deste doente. Não são necessários produtos sanguíneos urgentes se não tiver hemorragias activas ou instabilidade hemodinâmica que justifiquem transfusões de emergência. As outras opções podem ser-lhe pedidas mais tarde e não inicialmente.

32- No caso da leucemia linfoblástica aguda, o termo ((remissão)) refere-se à criança se

a-Sem necessidade de terapia adicional

b- Tem doença residual macroscópica

c-Não existem provas clínicas ou laboratoriais de doença

d-A doença só pode ser identificada por citometria de fluxo

e-Não existem efeitos adversos do tratamento da doença.

Resposta correcta c

O termo remissão foi cunhado para definir um estado em que não havia evidência clínica ou laboratorial de doença residual.

33- Qual das seguintes afirmações é falsa na leucemia linfoblástica aguda?

a-responde a 25% de todos os cancros infantis e a 72% de todas as leucemias infantis. b-um pico de incidência entre os 5 e os 10 anos de idade.

c-A indução da remissão e utiliza um regime de 3 ou 4 medicamentos.

Profilaxia d-CNS por quimioterapia intratecal e sistémica de alta dose.

e-O transplante de medula óssea está indicado em caso de recidiva após quimioterapia .

Resposta correcta b

O pico de incidência situa-se entre os 2 e os 5 anos de idade. A fase inicial do tratamento tem como objetivo a indução da remissão e utiliza um regime de 3 ou 4 fármacos que inclui um glucocorticoide (por exemplo, prednisona ou prednisolona), vincristina com L-asparaginase ou uma antraciclina. Reconheceu-se que o SNC funciona como um santuário para as células leucémicas que não são detectadas no momento do diagnóstico e que estão protegidas dos efeitos citotóxicos da quimioterapia pela barreira hemato-encefálica. Por conseguinte, a profilaxia do SNC foi incorporada no plano de tratamento através de quimioterapia intratecal e de quimioterapia sistémica em doses elevadas. Devido a preocupações com sequelas neurocognitivas adversas, mielossupressão e atraso no crescimento causados pela radiação craniana e cranioespinal, a maioria dos protocolos de tratamento reserva a radiação para doentes com elevado risco de recidiva do SNC. A duração habitual do tratamento da LLA após a indução da remissão é de 2 a 3 anos. O transplante de medula óssea está indicado para os doentes que recidivam após a quimioterapia. A estratificação do risco na LLA baseia-se na idade e na contagem de glóbulos brancos (WBC) na altura do diagnóstico. Crianças com contagem de leucócitos inferior a 50.000/pL (5 × 109/L) e idade entre 1,00 e 9,99 anos são classificadas como de risco padrão.

34- A leucemia mieloide aguda (LMA) é caracterizada por todas as seguintes características, exceto

A a-AML é responsável pela maioria das mortes por leucemia aguda.

A LMAb é responsável por 20% das leucemias infantis.

c- Picos no período neonatal e durante a adolescência.

d- A anemia de Fanconi tem um risco de 50% de desenvolver LMA.

e- A LMA relacionada com os inibidores da topoisomerase II apresenta-se normalmente num período de 4 a 5 anos.

Resposta correcta e

A síndrome mielodisplásica relacionada com a terapêutica e a LMA relacionada com a terapêutica (LMAt) apresentam-se normalmente 3-5 anos após o tratamento, mas foram descritos casos até 10 anos ou mais. Os doentes com LMA-t tendem a ter um pior prognóstico do que os doentes com doença de novo com citogenética idêntica. A LMA-t relacionada com os inibidores da topoisomerase II tem uma latência curta (6-36 meses).

35- A LMA secundária a neutropenia congénita grave ocorre em a-11%

b-21%

c-31%

d-41%

e-51%

Resposta correcta b

Na neutropenia congénita grave, os doentes têm um risco de 21% de desenvolver LMA, mais frequentemente precedida por uma mutação no gene do recetor do fator estimulador de colónias de granulócitos. A perda parcial ou total do cromossoma 7 ocorre em metade dos doentes. Síndrome de Shwachman-Diamond (SDS), os doentes têm um risco de 30% de desenvolver LMA associada a anomalias do cromossoma 7.

36-   A leucemia mieloide aguda (LMA) é caracterizada por todas as seguintes características, exceto

A exposição às a-Epipodofilotoxinas resulta normalmente em LMA M4 ou M5.

b- As antraciclinas envolvem frequentemente um rearranjo do gene MLL.

c- Os agentes alquilantes resultam frequentemente em LMA com citogenética de baixo risco.

d-A anemia aplástica adquirida não predispõe à LMA como a do tipo congénito.

e- Se um gémeo idêntico foi diagnosticado no bebé, a taxa de concordância é de quase 100%.

Resposta correcta d

As doenças adquiridas, como a anemia aplástica, o síndroma mielodisplásico, o síndroma mieloproliferativo, a trombocitopenia megacariocítica adquirida e a hemoglobinúria paroxística nocturna predispõem à LMA. A exposição a epipodofilotoxinas resulta tipicamente em LMA M4 ou M5 e envolve frequentemente um rearranjo do gene da leucemia de linhagem mista (MLL) (11q.23).Estudos de concordância em gémeos idênticos mostram que um gémeo idêntico tem duas vezes mais probabilidades de desenvolver leucemia do que a população em geral se o seu gémeo tiver desenvolvido leucemia antes dos 7 anos de idade. Se o gémeo idêntico afetado tiver sido diagnosticado em criança, a taxa de concordância é de quase 100%.

37- A doença extramedular (EMD) em pacientes com LMA inclui todas as seguintes características a- Resulta de células mielóides imaturas fora da medula óssea.

b-Tipicamente ocorre em simultâneo com a LMA.

c-Tratado através de um protocolo de LMA após confirmação do envolvimento da medula óssea. d-Tem sido associado a rearranjos MLL t(8;21) e 11q23.

e-Tem sido associada a rearranjos MLL 11q23.

Resposta correcta c

Mesmo na ausência de envolvimento da medula óssea, a DME deve ser tratada utilizando um protocolo de LMA. A doença extramedular da DME consiste numa coleção de mieloblastos ou células mielóides imaturas fora da medula óssea. É observada em cerca de 10-20% dos doentes com LMA. Pode ocorrer como um sarcoma mieloide (SM), anteriormente designado por cloroma. O EMD ocorre tipicamente em simultâneo com a LMA, mas ocasionalmente pode apresentar-se como a primeira manifestação, mesmo antes do envolvimento da medula óssea. A EMD deve ser tratada utilizando um protocolo de LMA após confirmação do envolvimento da medula óssea. A EMD tem sido associada a rearranjos MLL t(8;21), inv(16) e 11q23. A doença do SNC está associada a um elevado número de glóbulos brancos (WBC) e é mais frequentemente observada na LMA M4 e M5.

38-   Os estudos laboratoriais da LMA incluem todos os seguintes aspectos, exceto

Os bastonetes de a-Auer são frequentemente observados, particularmente na LMA M2 ou M3.

b- Anemia em 50% dos doentes e plaquetas ,100.000/mm3 em 75% dos doentes.

c -A OMS define que são necessários 20% de blastos para o diagnóstico de LMA. d - Certos citogenéticos são considerados como tendo LMA independentemente da percentagem de blastos.

e- A doença do SNC é uma estratificação do grupo de risco porque afecta a sobrevivência global.

Resposta correcta e

Ao contrário da leucemia linfoblástica aguda (LLA), a doença do SNC na LMA não é um fator na estratificação do grupo de risco da LMA porque não afecta a sobrevivência global (OS), embora os doentes com doença do SNC tenham uma incidência aumentada de recidiva isolada do SNC. A quimioterapia intratecal (IT) é administrada a todos os doentes, incluindo aqueles sem qualquer envolvimento detetável do SNC.

Os doentes com envolvimento do SNC aquando do diagnóstico recebem quimioterapia IT adicional intensificada, que consiste em quimioterapia IT semanal até os blastos desaparecerem do LCR e, posteriormente, mensalmente até ao final da terapêutica. Os bastonetes de Auer, corpos de inclusão azurófilos intracitoplasmáticos

em forma de agulha, são frequentemente, mas nem sempre,
observados na LMA, particularmente na LMA M2 ou M3.

39- As características da LMA incluem todas as seguintes

a-A síndrome de lise tumoral ocorre mais frequentemente na LMA do
que na LLA.

b- O ecocardiograma deve ser efectuado no início e em cada ciclo.

c-Os doentes apresentam frequentemente febre.

d- Doença do SNC associada a leucemia monocítica.

e- Tipo M3 associado a coagulopatia.

Resposta correcta a

A síndrome de lise tumoral ocorre com menos frequência na LMA do
que na LLA e é mais frequentemente observada na LMA FAB M4 ou
M5 do que noutros subtipos. O eletrocardiograma e o ecocardiograma
devem ser realizados no início e em cada ciclo de quimioterapia para
monitorizar a cardiotoxicidade. Os doentes apresentam
frequentemente febre, que se pensa ser devida a pirogénios libertados
pelas células leucémicas e a uma resposta inflamatória. Factores
associados à doença do sistema nervoso central Hiperleucocitose,
leucemia monocítica (FAB M4 ou M5, incluindo M4eo com inv(16))
rearranjo MLL e idade mais jovem (2 anos).

40- Qual dos seguintes estudos laboratoriais é habitualmente
consistente com LMA?

a- Anemia em 50% dos doentes e plaquetas, 100.000/mm3 em 75%
dos doentes.

b- Anemia em 10% dos doentes e plaquetas, 100.000/mm3 em 20%
dos doentes.

c- Anemia em 20% dos doentes e plaquetas, 100.000/mm3 em 50%
dos doentes.

d- Anemia em 90% dos doentes e plaquetas, 100.000/mm3 em 15% dos doentes.

e- Anemia em 20% dos doentes e plaquetas, 100.000/mm3 em 45% dos doentes/

Resposta correcta a

Anemia: Hemoglobina ,9 g/dl em 50% dos doentes. Trombocitopenia: Plaquetas, 100.000/mm3 em 75% dos doentes. A classificação de LMA da OMS define que são necessários 20% de blastos para o diagnóstico de LMA. Os doentes com anomalias citogenéticas clonais, incluindo t(8;21) (q22;q22), inv(16) (p13;q22) ou t(16;16) (p13;q22) e t(15;17) (q22;q12), são considerados como tendo LMA, independentemente da percentagem de blastos.

41- As características morfológicas dos mieloblastos versus linfoblastos incluem

a- Mieloblastos, maiores do que os linfoblastos

b-Nucléolos 2-5 e distintos "perfurados", maiores do que o linfoblasto.

c-Grânulos presentes nos mieloblastos e ausentes nos linfoblastos.

Os bastonetes d-Auer estão presentes nos mieloblastos e ausentes nos linfoblastos.

e-Razão nuclear-citoplasmática elevada nos mieloblastos e menor nos linfoblastos.

Resposta correcta e

Relação núcleo-citoplasma elevada nos linfoblastos e menor nos mieloblastos. Tamanho 14-20 mm , maior do que o linfoblasto.

42- O tipo M7 (leucemia megacarioblástica) inclui todas as seguintes situações, exceto

a- Frequentemente observada em crianças com síndrome de Noonan.

b-O imunofenótipo é CD41-, CD42-, CD61-positivo.

c-Microscopia eletrónica demonstra uma reação positiva da peroxidase plaquetária.

d-CD13 e CD33 positivos.

e - A morfologia da explosão assemelha-se a células L1 ou L2.

Resposta correcta a

Associada à mielofibrose; frequentemente observada em crianças com trissomia 21. A microscopia eletrónica demonstra uma reação positiva da peroxidase plaquetária localizada exclusivamente na membrana nuclear e no retículo endoplasmático. A morfologia da explosão é heterogénea, assemelhando-se a células L1 ou L2 com ou sem grânulos e com um a três nucléolos.

43- A leucemia AML inclui todas as seguintes afirmações verdadeiras, exceto

a- M5 e M7 são mais comuns no final da infância.

b- A citogenética inv(16) e t(16;16), que ocorre em 15% dos casos de LMA.

c- Síndromes de Down frequentemente associadas ao FAB M7 .

d- A LMA-ETO está associada a uma elevada taxa de remissão a longo prazo.

e- O CBFBMYH11 está associado a uma elevada taxa de remissão a longo prazo.

Resposta correcta a

M5 e M7 são mais comuns na primeira infância. As crianças mais velhas têm maior probabilidade de ter FAB M0, M1, M2 e M3. A citogenética inv(16) e t(16;16), que ocorre em 15% dos casos de LMA. Estes casos estão associados a uma diferenciação mielomonocítica com eosinófilos anormais da medula óssea e a um prognóstico favorável. O resultado é uma proteína quimérica (CBFB-MYH11). A CBFBMYH11 está associada a uma elevada taxa de remissão a longo prazo.

44- A doença de Di-Guglielmo refere-se ao tipo de LMA

a- Tipo M3

b-Tipo M3V

Tipo c M4

Tipo d M5

e-Type M6.

Resposta correcta e

Leucemia monocítica de tipo M5 contendo células monocitóides
pouco diferenciadas e/ou bem diferenciadas (os subtipos M4 e M5 são
particularmente frequentes em crianças com menos de 2 anos de
idade); o tipo M6 - eritroleucemia (doença de Di Guglielmo).

45- As bolhas citoplasmáticas em doentes com LMA encontram-se
em

a- Leucemia promielocítica aguda de tipo M3.

b-Tipo M2

c-Type M7

d-Tipo M4

e-Type M6.

Resposta correcta c

46- A leucemia LMA inclui todos os seguintes aspectos, exceto

a- A morte nas primeiras 2 semanas após o diagnóstico está
normalmente relacionada com infecções.

b- O Streptococcus viridans está associado à utilização de doses
elevadas de citarabina.

c- Hospitalização obrigatória em cada tratamento até que o paciente esteja afebril.

d- Transfusões de plaquetas quando a contagem de plaquetas é inferior a 10.000/mm3.

e-Pacientes com leucócitos elevados correm um risco maior de complicações decorrentes da leucostase.

Resposta correcta a

A morte nas primeiras 2 semanas após o diagnóstico está normalmente relacionada com complicações da própria LMA (leucostase e hemorragia), enquanto as infecções bacterianas são a causa mais comum mais tarde no decurso da terapêutica. Devido ao uso de quimioterapia altamente mielotóxica no tratamento da LMA, até 70% das crianças têm uma infeção bacteriana durante cada curso da terapia da LMA. As infecções fúngicas invasivas ocorrem em cerca de 20% dos doentes. A incidência de bacteriémia com Streptococcus viridans é superior a 40% e está particularmente associada à utilização de doses elevadas de citarabina e à mucosite.

47- Qual das seguintes afirmações é verdadeira acerca da profilaxia da pneumonia por pneumocystis jiroveci numa criança com leucemia aguda?

a- deve ser interrompido após a paragem da quimioterapia.

b-Utilizado apenas em infecções torácicas sintomáticas.

c-Não utilizado na LMA.

d-Deve continuar durante pelo menos 3 meses após a conclusão da terapêutica.

e- Não utilize pentamidina se o bactrim estiver contraindicado.

Resposta correcta d

Profilaxia da pneumonia por Pneumocystis jiroveci (normalmente bactrim ou pentamidina se o bactrim estiver contraindicado) a iniciar o mais rapidamente possível e a continuar durante pelo menos 3 meses após a conclusão da terapêutica. Inicia-se a profilaxia fúngica com fluconazol. Uma vez febril durante 2 dias, é utilizada micafungina ou voriconazol para alargar a cobertura antifúngica. Hospitalização obrigatória durante o primeiro ciclo de quimioterapia e após cada ciclo até que a contagem absoluta de neutrófilos aumente durante 2 dias consecutivos e o doente esteja afebril e clinicamente estável.

48-   Qual das seguintes afirmações é falsa no tratamento de crianças com LMA?

a-A leucaferese pode reduzir rapidamente o nível de blastos circulantes em 2-4 horas.

b- O sexo masculino é um fator de risco para a cardiotoxicidade associada às antraciclinas.

c- Dexrazoxano, resulta na redução dos radicais livres de oxigénio dependentes do ferro. d- >0,01% de células leucémicas após o fim da indução têm um pior prognóstico.

e-A recaída e a mortalidade relacionada com o tratamento são as principais causas de morte.

Resposta correcta b

Os factores de risco para a cardiotoxicidade associada às antraciclinas incluem: - Sexo feminino. - Idade mais jovem aquando da exposição. - Maior dose cumulativa de antraciclina. Em casos de hiperleucocitose (leucócitos .100.000/mm3), pode ser realizada leucaférese para reduzir rapidamente o nível de blastos circulantes em 2-4 h. O dexrazoxano, um inibidor da topoisomerase II que também quelata o ferro livre intracelular e o ferro ligado às antraciclinas, resulta na redução dos radicais livres de oxigénio dependentes do ferro. Os doentes com mais de 0,01% de células leucémicas após o final da indução têm um pior prognóstico e podem necessitar de uma terapêutica mais intensiva.

49- A leucemia LMA inclui todos os seguintes aspectos, exceto

a-FLT3-ITD pode beneficiar de HSCT na primeira remissão.

b-85% dos doentes com LMA atingem uma primeira remissão .

c-Muito menos de 5 % dos doentes que atingem um estado negativo em termos de MRD continuam a ter uma recaída.

d-Todas as doses de quimioterapia são reduzidas em 25% para crianças com menos de 1 ano.

e- O ATRA deve ser iniciado imediatamente quando se suspeita de LPA.

Resposta correcta c

Cerca de um quarto dos doentes que atingem o estado MRD-negativo continuam a recidivar. Os doentes com FLT3-ITD e os doentes com monossomia 7 podem beneficiar do TCTH na primeira remissão. 85% dos doentes com LMA atingem uma primeira remissão e as taxas de recaída variam entre 20% e 40%.

50- A leucemia promielocítica aguda (LPA) inclui todas as seguintes situações, exceto

A a-LMA compreende cerca de 5-10% dos casos de LMA pediátrica.

b- A translocação PML- RARA t(15;17) funde um gene da leucemia promielocítica.

c- Alto risco se os leucócitos forem superiores a 50.000/mm3 aquando do diagnóstico.

d- O trióxido de arsénio foi incorporado nos regimes de tratamento.

e- Na síndrome de diferenciação, o ATRA e o arsénico são temporariamente interrompidos.

Resposta correcta c

Os doentes são considerados de risco padrão se o número de leucócitos for inferior a 10 000/mm3 no momento do diagnóstico e de alto risco se o número de leucócitos for superior a 10 000/mm3 no momento do diagnóstico. PML - A translocação RARA t(15;17) funde um gene da leucemia promielocítica com um gene do recetor do ácido retinóico, causando paragem da maturação na fase promielocítica. Risco elevado se o número de leucócitos for superior a 50 000/mm3 aquando do diagnóstico. O trióxido de arsénio (ATO) foi incorporado nos regimes de tratamento, uma vez que se liga especificamente à porção PML da oncoproteína PML-RARA, levando à sua degradação e resultando na diferenciação parcial e na indução de apoptose dos promielócitos leucémicos. Ao primeiro sinal de síndrome de diferenciação, o ATRA e o arsénico são temporariamente interrompidos e foi administrada dexametasona 10 mg q12h até ao desaparecimento dos sinais e sintomas durante um mínimo de 3 dias.

51- Anomalias mieloides transitórias na síndrome de Down regridem espontaneamente dentro de

a-2-4 semanas.

b-4-10 semanas.

c-12-16 semanas.

d-3-6 meses.

e-6 meses-1 anos.

Resposta correcta b

52- O tratamento da leucemia promielocítica aguda inclui todos os seguintes aspectos, exceto

a-Transfusão de plaquetas para manter uma contagem de plaquetas de 50.000/mm2 .

A b-Heparina está indicada para a marcação dos produtos de degradação da fibrina.

O ácido c-ésilon-aminocapróico está reservado para as hemorragias com risco de vida.

A d-ATRA ou o arsénico devem ser descontinuados nos doentes em estado crítico.

e- Indicação de dexametasona profiláctica para prevenir a síndrome de diferenciação.

Resposta correcta e

Trate com transfusão de plaquetas e plasma fresco congelado para manter uma contagem de plaquetas de 50.000/mm2 ou mais e um nível de fibrinogénio de pelo menos 100 mg/dl. A heparina está indicada para doentes com elevação acentuada ou persistente dos produtos de degradação da fibrina. A utilização de ácido épsilon-aminocapróico está reservada a doentes com hemorragias potencialmente fatais. A utilização de ácido épsilon-aminocapróico está reservada a doentes com hemorragias potencialmente fatais. Não existe consenso sobre uma estratégia profiláctica para prevenir a síndrome de diferenciação. Devem ser administrados corticosteróides (ou seja, dexametasona 2,5 mg/m2 /12 h X 15 dias) a doentes com leucócitos .5-10.000/mm3 . A interrupção temporária do ATRA ou do arsénio está indicada apenas para doentes em estado crítico, com disfunção renal ou pulmonar grave.

53- As características da Síndrome de Diferenciação incluem todas as seguintes, exceto a- Febre inexplicada.

b- Perda de peso.

c- Edema periférico.

d- Dispneia com infiltrados pulmonares.

e- Derrame pleuropericárdico e hipotensão.

Resposta correcta b

Aumento de peso e insuficiência renal aguda. Quando se suspeita da doença, deve iniciar imediatamente o tratamento (dexametasona 10 mg/m2 /12 h). Poderão ser necessárias medidas de suporte adicionais, incluindo diuréticos, produtos sanguíneos, diálise ou ventilação mecânica. A interrupção temporária do ATRA ou do arsénio está indicada apenas para doentes em estado crítico, com disfunção renal ou pulmonar grave.

54- A leucemia mieloide da síndrome de down inclui todas as seguintes características, exceto a-As anomalias mielóides transitórias regridem espontaneamente na maioria dos doentes.

b-Alguns têm sintomas graves devido a pancitopenia ou infiltração de órgãos.

c-Resultado superior em comparação com crianças com LMA não-DS.

d-A terapia de manutenção e o transplante de células estaminais não são normalmente necessários.

e- Mais de 4 anos tiveram uma EFS significativamente pior.

Resposta correcta e

As crianças com síndroma de Down têm um risco 20 vezes maior de desenvolver leucemia. Embora a maioria dos doentes se tenha saído muito bem, uma vez estratificados por idade, verificou-se que os doentes com mais de 4 anos tinham uma EFS significativamente pior, de aproximadamente 33%. Uma explicação possível é o facto de os doentes com mais de 4 anos com LM-DS carecerem frequentemente de mutações GATA1, sendo o risco de recaída mais semelhante ao da LMA esporádica, como demonstrado em vários ensaios.

55- O que é verdade acerca da Leucemia Aguda de Linhagem Mista (Leucemia Aguda de Linhagem Ambígua)?

Representa 25% das leucemias pediátricas.

b-O tratamento inicial de doentes com MLL aguda utiliza a terapia de indução linfoide.

c-Transplante de células estaminais se houver mais de 1% de blastos no final da indução. d-A maioria das células blásticas exprime linhagem T ou B sem marcadores mieloides.

e-A sobrevivência global é superior à sobrevivência da leucemia mieloide aguda.

Resposta correcta c

Têm características tanto da linhagem linfoide como da linhagem mieloide e representam 35% das leucemias pediátricas. O tratamento inicial dos doentes com MLL aguda utiliza a terapia de indução mieloide. O transplante de células estaminais deve ser reservado para os doentes com mais de 1% de blastos por citometria de fluxo no final da indução ou com MRD persistente. A maioria das leucemias pediátricas de linhagem mista tem blastos que expressam simultaneamente marcadores da linhagem T e mieloides ou da linhagem B e marcadores mieloides. A sobrevivência global é semelhante à sobrevivência da leucemia mieloide aguda, mas é significativamente inferior à sobrevivência da LLA.

56- Qual é o tratamento da leucemia mielomonocítica juvenil?

a-ATRA e arsénio

b-Dexametasona, vincristina e asparagina.

c-Transplante de células estaminais hematopoiéticas

d-Daunorrubicina e citarabina

e-Leukopheresis.

Resposta correcta c

Leucemia mielomonocítica juvenil (LMJ), As características clínicas sugestivas de LMJ incluem hepatoesplenomegalia, linfadenopatia, palidez, febre e/ou erupção cutânea. O diagnóstico de LMJ requer uma monocitose persistente no sangue periférico (>1 × 10 9 /L) sem evidência do gene de fusão BCR-ABL (a presença do cromossoma Filadélfia sugeriria leucemia mieloide crónica) e anomalias citogenéticas clonais, ou hipersensibilidade dos progenitores mielóides ao GM-CSF. Embora alguns casos de LMMJ regridam espontaneamente por razões que não são atualmente conhecidas, a LMMJ não pode ser curada, exceto com um transplante de células estaminais hematopoiéticas.

57- A melhor forma de deteção de lesões ósseas na HL é através de:

a-FDG-PET.

b-Scan de ossos.

c-MIBG.

d-CT scan.

RMN eletrónica.

Resposta correcta a

O LH ósseo apresenta-se tipicamente com dor óssea e a maioria dos doentes tem lesões não ósseas concomitantes detectadas no estadiamento. O FDG-PET é uma excelente modalidade de imagiologia para o envolvimento ósseo e, de um modo geral, substituiu a necessidade de exames ósseos com tecnécio.

58- O linfoma de Hodgkin (LH) é caracterizado por todas as seguintes características, exceto

a- Globalmente, há uma ligeira predominância feminina.

O subtipo histológico de predominância de linfócitos é o mais comum em crianças.

c-O LH familiar representa 4,5% de todos os casos.

O genoma do d-EBV pode ser encontrado em 30-50% dos espécimes de HL.

e- A HL está associada a um estatuto socioeconómico mais baixo.

Resposta correcta b

O linfoma de Hodgkin (LH) é caracterizado pelo aumento progressivo dos gânglios linfáticos. O subtipo histológico de celularidade mista é mais frequente em crianças de países subdesenvolvidos, em indivíduos do sexo masculino com idade inferior a 10 anos e em indivíduos com outras imunodeficiências. Em geral, há uma ligeira predominância feminina quando se consideram todas as crianças com menos de 20 anos (M:F igual a 0,9).A LH familiar representa 4,5% de todos os casos de LH. Nos adolescentes e adultos jovens, existe um risco 99 vezes superior entre gémeos monozigóticos e um risco sete vezes superior entre irmãos.

59- As células Reed Sternberg (RS) expressam normalmente

a-CD10.

b- CD20.

c- CD30.

d- CD41.

e- CD34.

Resposta correcta c

60- O linfoma de Hodgkin (LH) é caracterizado por todas as seguintes características, exceto

a-Os nódulos supraclaviculares direitos seguem frequentemente o nódulo para-aórtico abdominal.

b-Os linfócitos depletados apresentam fibrose caraterística da reticulina.

c- Esclerose do tipo nodular caracterizada por bandas de colagénio.

d- A celularidade mista situa-se entre o LH rico em linfócitos e o LH depletado de linfócitos.

e-Nodular Predominante de linfócitos associado a células em pipoca.

Resposta correcta a

O envolvimento dos gânglios supraclaviculares esquerdos segue-se frequentemente ao envolvimento dos gânglios para-aórticos abdominais com disseminação para o ducto torácico. O envolvimento dos gânglios supraclaviculares direitos tende a estar associado a adenopatia mediastínica. A célula RS é a caraterística distintiva do HL clássico, classicamente descrito como "olho de coruja". As células RS estão inseridas num infiltrado reativo de aparência benigna de linfócitos, macrófagos, granulócitos e eosinófilos. A LH com predomínio de linfócitos nodulares é uma neoplasia de células B com uma proliferação nodular ou nodular e difusa de grandes células neoplásicas dispersas denominadas células em "pipoca".
Depleção de linfócitos Os aspectos mais característicos são um grau acentuado de fibrose da reticulina em torno de células individuais, juntamente com depleção de linfócitos.

61- O linfoma de Hodgkin é caracterizado por todas as seguintes características, exceto

a- Adolescente com doença mais provável do subtipo esclerosante nodular.

b- As células RS expressam CD15 em aproximadamente 70%.

c- O tipo não clássico expressa sempre os antigénios de células B CD20 e CD79a.

d- A maioria das células RS expressa a proteína activadora específica das células B PSX-5.

e- Os sintomas B incluem febre com temperaturas superiores a 39C durante mais de 2 dias.

Resposta correcta e

Aproximadamente 20% dos pacientes têm sintomas B associados, definidos como 1. Perda de peso inexplicável de mais de 10% do peso corporal nos 6 meses anteriores ao diagnóstico. 2. Febre inexplicada com temperaturas de 38 C durante mais de 3 dias. 3. As células RS na LH clássica não expressam antigénios de células B como CD45, CD19 e CD79A, mas praticamente todas expressam CD30 e aproximadamente 70% expressam CD15, com apenas 20-30% expressando CD20.As células tumorais da NLPHL expressam sempre antigénios de células B, tais como CD20, CD79a, e são quase sempre negativas para CD30 e CD15. A maioria das células RS e das células popcorn expressam a proteína activadora específica das células B PSX-5, que ocorre tanto na HL clássica como na HL com predominância de linfócitos nodulares.

62- As características clínicas do linfoma de Hodgkin incluem todas as seguintes, exceto: a-Prurido na ausência de erupção cutânea também pode ser observado no LH.

b- Nódulos cervicais envolvidos na maioria dos casos.

c-Um nódulo ou massa nodal de 6 cm é geralmente definido como volumoso.

d- Doença mediastínica volumosa definida como uma massa mediastínica grande (mais de 6-10 cm de dimensão máxima).

e- As crianças com menos de 10 anos de idade apresentam uma massa mediastínica em 70% dos casos.

Resposta correcta e

Aproximadamente 20% dos doentes têm doença mediastínica volumosa, definida como uma massa mediastínica grande (6-10 cm de dimensão máxima) ou que, numa radiografia posterior-anterior do tórax (RXT), tem uma largura máxima igual ou superior a um terço do diâmetro transversal interno do tórax ao nível do interespaço T5-6 (rácio massa/tórax de 0,33). Os adolescentes e os adultos jovens apresentam uma massa mediastínica em 75% dos casos, ao contrário das crianças com menos de 10 anos de idade, em que a doença mediastínica está presente em apenas 35% dos casos. Pensa-se que este facto se deve ao facto de estes doentes mais jovens terem uma histologia com predominância de células mistas ou de linfócitos, em que a adenopatia periférica é mais comum.

63- A eosinofilia associada à HL pode ser mediada por citocinas devido à produção de a-IL-2 pelas células RS.

Produção de b-IL-3 pelas células RS.

c- Produção de IL-4 pelas células RS.

d- Produção de IL-5 pelas células RS.

e- Produção de IL-6 pelas células RS.

Resposta correcta d

A neutropenia, a anemia ou a trombocitopenia podem estar relacionadas com o envolvimento da medula óssea ou do baço ou podem ser de natureza autoimune e, nessas circunstâncias, podem preceder o diagnóstico de LH.

64- Qual dos seguintes achados clínicos do linfoma de Hodgkin não é verdadeiro a- As lesões pulmonares podem ocorrer por extensão direta da adenopatia hilar.

b- O baço está aumentado de tamanho, o que indica um envolvimento esplénico.

c- FDG-PET é uma excelente modalidade de imagem para o envolvimento ósseo.

d- Associada a neutrofilia ou neutropenia, eosinofilia e linfopenia.

e- Um teste de antiglobulina direta positivo pode não estar associado a hemólise evidente.

Resposta correcta b

As lesões do parênquima pulmonar podem ocorrer por extensão direta da adenopatia mediastínica ou hilar ou podem ser lesões discretas. Raramente, as lesões podem ser cavitadas e devem ser diferenciadas de etiologias infecciosas. Estas infecções (por exemplo, infecções fúngicas ou tuberculose) podem existir isoladamente ou em combinação com a HL. A tomografia por emissão de positrões com fluorodesoxiglucose (FDG-PET) tem uma elevada sensibilidade e especificidade para as lesões esplénicas e é atualmente utilizada para identificar o envolvimento esplénico da LH, embora os ensaios clínicos possam também exigir a definição das lesões por TC. Em 13% dos casos, o baço é o único local de doença subdiafragmática.

65- Qual das seguintes afirmações sobre o linfoma de Hodgkin não é verdadeira?

a- Testes anormais da função hepática estão correlacionados com o envolvimento histológico do fígado.

b- O envolvimento renal pode ser unilateral ou bilateral.

c- O envolvimento renal com HL pode resultar de obstrução ureteral.

d- A disfunção neurológica é geralmente uma manifestação tardia e extremamente rara.

e- A resposta ao tratamento pode ser avaliada apenas por FDG-PET.

Resposta correcta a

Uma hepatomegalia ligeira e testes de função hepática anormais não se correlacionam com o envolvimento histológico real do fígado. Devem ser observadas lesões discretas na TAC e a biopsia hepática é o método mais exato para confirmar o envolvimento do fígado.

66- Qual das seguintes afirmações não é verdadeira nos critérios de estadiamento do linfoma de Hodgkin?

a-A biopsia da medula óssea continua a ser geralmente recomendada em todos os estádios.

b- O subtipo histológico não está consistentemente associado ao prognóstico.

c-15-20% dos doentes encontram-se no estádio IV.

d- X significa doença volumosa.

e - O subtipo histológico não está consistentemente associado ao prognóstico.

Resposta correcta a

A biópsia da medula óssea continua a ser geralmente recomendada para os doentes nos estádios III e IV ou para os doentes com sintomas B. Existem recomendações menos consistentes para os doentes em estadios inferiores sem sintomas B. Aproximadamente 80-85% das crianças e adolescentes com LH têm envolvimento limitado aos gânglios linfáticos ou extensão direta a partir dos gânglios linfáticos e/ou do baço (estádios I a III).15-20% dos doentes estão no estádio IV com envolvimento do pulmão, medula óssea, osso ou fígado. X significa doença volumosa. O subtipo histológico não está consistentemente associado ao prognóstico, mas o NLPHL parece ter um prognóstico globalmente melhor do que os doentes com CHL.

67-   Os factores pré-tratamento que demonstraram estar associados a um resultado adverso na doença de Hodgkin incluem todos, exceto

a-Idade 5-10 anos

b-Hemoglobina inferior a 10 g/dl.

c-Doença em massa.

d-Extensão extra nodal.

e-Sexo feminino.

Resposta correcta e

Taxa de sedimentação de eritrócitos elevada, contagem de glóbulos brancos superior a 11.500/mm3 , aumento do número de locais de doença.Os factores de pré-tratamento que demonstraram estar associados a resultados adversos incluem: Estádio avançado (III, IV), sintomas B, doença volumosa, extensão extra-nodal, sexo masculino, taxa de sedimentação de eritrócitos elevada, hemoglobina 10 g/dl, contagem de glóbulos brancos .11, 500/mm3 e idade 5-10 anos.

68-   No tratamento do linfoma de Hodgkin, qual das seguintes afirmações não é verdadeira a-O papel da cirurgia é geralmente limitado a uma biopsia de diagnóstico.
b- A gemcitabina tem sido utilizada na doença refractária.

c- O TCTH alogénico é mais frequentemente utilizado para o LH

recorrente ou refratário.

d- O brentuximab vedotina, que está a ser utilizado no período de

recidiva mais precoce. e-A radioterapia no contexto recorrente baseia-

se na radioterapia prévia.

Resposta correcta c

O TCTH autólogo é mais frequentemente utilizado para o LH recorrente ou refratário, particularmente quando utilizado após regimes de dose intensiva ou para doença de alto risco. Tratamento do LH refratário ou recorrente A gemcitabina foi também utilizada em combinação com a vinorelbina, com excelentes taxas de resposta global e de sobrevivência. A incidência de doenças malignas secundárias nos sobreviventes é 7-18 vezes superior à da população em geral. Os tumores malignos hematológicos secundários (mais frequentemente leucemia mieloide aguda e displasia mieloide) estão relacionados com a utilização de agentes alquilantes, antraciclinas e etoposido. O risco de leucemia parece estabilizar aos 10-15 anos após a terapêutica, enquanto o risco de segundo tumor maligno sólido pode ocorrer em qualquer altura após a terapêutica. As mulheres sobreviventes de LH têm um risco particularmente elevado de cancro da mama, diretamente relacionado com a dose de radioterapia recebida. A radioterapia depende da idade, da presença de doença volumosa, de preocupações com o tecido normal e de potenciais efeitos agudos e a longo prazo.

69-   Qual dos seguintes sintomas pode dar um pior prognóstico em doentes com linfoma de Hodgkin?

a-Dor de garganta.

b-Prurido.

c- Mal-estar.

d-Anorexia.

e-Suores noturnos encharcados.

Resposta correcta e

A presença de "sintomas B", que incluem (1) suores noturnos encharcados (normalmente exigindo a mudança de roupa ou de cama durante a noite), (2) >10% de perda de peso inexplicável nos 6 meses anteriores, e/ou (3) febre >38°C durante pelo menos 3 dias consecutivos.

70-   Os potenciais efeitos a longo prazo do linfoma de Hodgkin infantil incluem os seguintes, exceto

a-Os tumores malignos secundários são 7-18 vezes mais elevados do que na população em geral.

b-Os tumores malignos sólidos podem ocorrer em qualquer altura após a terapêutica.

c-Os homens que recebem ciclofosfamida 9 g/m2 têm probabilidades de manter a sua fertilidade. d-Os sobreviventes correm o risco de sofrer potenciais perturbações psicossociais e neurocognitivas.

e-A falência ovárica prematura ocorre mais frequentemente em mulheres mais velhas.

Resposta correcta c

A incidência de doenças malignas secundárias nos sobreviventes é 7-18 vezes superior à da população em geral. Os tumores malignos hematológicos secundários (mais frequentemente leucemia mieloide aguda e displasia mieloide) estão relacionados com a utilização de agentes alquilantes, antraciclinas e etoposido. Os sobreviventes expostos à doxorrubicina e/ou à radioterapia torácica correm um risco acrescido de cardiotoxicidade a longo prazo. Os homens que recebem menos de 4 g/m2 de ciclofosfamida sem radiação testicular ou quaisquer outros agentes alquilantes têm probabilidades de manter a sua fertilidade. As irregularidades menstruais, incluindo amenorreia e insuficiência ovárica prematura, ocorrem mais frequentemente em mulheres idosas tratadas com ciclofosfamida e outros agentes alquilantes do que em mulheres adolescentes e pré-púberes. A incidência de menopausa precoce em mulheres jovens sobreviventes de LH é superior à observada na população em geral.

71- Todos os seguintes efeitos secundários da radioterapia no pescoço para o LHexceto

a Hipotiroidismo primário.

b-hipertiroidismo

c-Bócio da tiroide.

d-Nódulos da tiroide.

e- Podem ocorrer todas as situações anteriores.

Resposta correcta e

O hipotiroidismo primário é a disfunção da tiroide mais comum observada após a radioterapia do pescoço para o LH, embora também tenha sido observado hipertiroidismo, bócio ou nódulos.

72- As associações mais claras de vírus com malignidades linfóides incluem todas as seguintes, exceto:

a-Vírus Epstein-Barr.

b-Herpesvírus humano-8 (HHV-8, também conhecido como herpesvírus do sarcoma de Kaposi)

c- Vírus linfotrópico de células T humanas (HTLV-1).

d-Vírus da imunodeficiência humana (VIH).

e- Adenovírus.

Resposta correcta e

O Helicobacter pylori também está associado ao linfoma. O EBV contribui para o desenvolvimento de neoplasias linfóides de várias formas. A mais bem compreendida é no contexto da imunodeficiência das células T, tal como ocorre após um transplante de medula óssea ou em doentes tratados com doses elevadas de fármacos imunossupressores (por exemplo, receptores de transplantes de órgãos). Se a imunidade das células T descer abaixo de um determinado limiar, as células B infectadas com EBV podem ser activadas e começar a proliferar de forma descontrolada, dando origem a tumores que podem ocorrer em praticamente qualquer tecido.

73- O linfoma difuso de grandes células B (DLBCL) inclui todas as seguintes situações, exceto: a- Cerca de um terço apresenta-se em locais extra-nodais.

b-As lesões moleculares mais comuns envolvem a BCL-6.

C - Os doentes apresentam normalmente uma massa de crescimento lento.

d-Os tumores são tipicamente positivos para marcadores de células pan-B (CD20)

O e-DLBCL é marcadamente positivo na tomografia por emissão de positrões (PET).

Resposta correcta c

Independentemente do subtipo, o DLBCL é um tumor agressivo. As lesões moleculares mais comuns são as translocações cromossómicas e as mutações pontuais que envolvem o BCL-6, um gene que codifica um fator de transcrição necessário para o desenvolvimento das células B do centro germinal. Os doentes apresentam normalmente uma massa de crescimento lento ou manifestações sistémicas de linfoma (sintomas B). Os tumores são tipicamente positivos para marcadores de células pan-B (por exemplo, CD20), exprimem normalmente BCL-6 e apresentam uma expressão variável de CD10, BCL-2 e imunoglobulina de superfície. Devido à elevada taxa metabólica das células tumorais, o DLBCL é marcadamente positivo na tomografia por emissão de positrões (PET).

74- A localização extra-nodal mais comum do DLBCL é no pulmão.

b-Osso.

c-Intestine.

d-Medula óssea.

e-Brain.

Resposta correcta c

Cerca de dois terços dos DLBCL apresentam-se nos gânglios linfáticos, sendo o terço restante apresentado em locais extra-nodais, o mais comum dos quais é o trato gastrointestinal. No entanto, quase todos os órgãos podem ser afectados, quer primária quer secundariamente

75- O linfoma de Burkitt inclui todos os seguintes aspectos, exceto a-

No tipo endémico, as células tumorais estão sempre infectadas de forma latente com o EBV. b-A malária é considerada um co-fator no desenvolvimento do tumor.

c-A forma esporádica em crianças e adolescentes não tem relação com

o vírus EP.

d-O linfoma de Burkitt pode ocorrer em associação com

imunodeficiência.

e-Translocações cromossómicas envolvendo o oncogene c-MYC no

cromossoma 8q.

Resposta correcta c

A maioria dos doentes com linfoma de Burkitt esporádico também está infetada com malária, que se acredita ser um cofator no desenvolvimento do tumor. A BL endémica é invariavelmente positiva para o vírus Epstein-Barr (EBV), em contraste com cerca de 10% dos casos de BL esporádica.

76-   O linfoma de Burkitt inclui todos os seguintes aspectos, exceto

a- A maioria dos linfomas de Burkitt surge em locais nodais, frequentemente no tórax.

b- Os tumores são positivos para células B (CD20).

c- Células tumorais que produzem um aspeto caraterístico de "céu estrelado".

d- Os linfomas de Burkitt apresentam disseminação para o sistema nervoso central.

e-Deverá ter especial cuidado para evitar a síndrome de lise tumoral.

Resposta correcta a

Os linfomas de Burkitt surgem em locais extranodais, frequentemente no abdómen, como o intestino, e a massa tumoral de crescimento rápido produz sintomas locais que normalmente chamam a atenção para o tumor. Por imunohistoquímica, os tumores são positivos para marcadores de células B (por exemplo, CD20) e de células B do centro germinal (CD10 e BCL-6) e também expressam BCL-2. células tumorais, muitas das quais estão em mitose ou estão a sofrer apoptose e a ser consumidas por macrófagos reactivos. Os linfomas de Burkitt apresentam uma forte tendência para se disseminarem para o sistema nervoso central, necessitando frequentemente de tratamento profilático deste local.

77- A imunohistoquímica dos linfomas de Burkitt expressa todas as seguintes características, exceto

a-CD20.

b-CD10.

c- BCL-6.

d-BCL-2.

e-Todas as anteriores são positivas.

Resposta correcta d

Por imunohistoquímica, os tumores são positivos para marcadores de células B (por exemplo, CD20) e de células B do centro germinal (CD10 e BCL-6), mas quase sempre não expressam BCL-2. Normalmente, os marcadores de células em crescimento ativo (como o Ki-67) são positivos em todas as células do tumor. A análise citogenética (cariotipagem ou hibridação in situ por fluorescência) é utilizada para detetar os rearranjos c-MYC característicos.

78- Todas as seguintes situações têm sido associadas ao linfoma não-Hodgkin, exceto:

gastrite a-Helicobacter pylori.

b-Tratamento com agentes imunossupressores.

c-Vírus de Epstein-Barr.

d-Citomegalovírus.

e-Herpesvírus humano-8.

Resposta correcta d

79- Linfoma difuso de grandes células B associado a

a- Mutações que envolvem o BCL-6

b-Translocações que envolvem c-MYC

c-Translocações que envolvem o BCL-2

d-Translocações envolvendo t (1;19).

e-Nenhuma das opções anteriores é verdadeira.

Resposta correcta a

Linfoma difuso de grandes células B associado a mutações que envolvem BCL-6. O linfoma de Burkitt está associado a translocações que envolvem c-MYC. O linfoma folicular está associado a translocações que envolvem o BCL-2

80- Qual dos seguintes testes ou procedimentos é mais importante fazer antes de o doente ser submetido a anestesia para uma biopsia diagnóstica da medula óssea em doentes adolescentes com massa mediastínica?

a-Radiografia do tórax.

b-Nível de creatinina.

c-Aspirado com agulha fina de um gânglio linfático

d-Transfusão de plaquetas

e-PT e PTT.

Resposta correcta a

Uma vez que a anestesia geral relaxa os músculos que ajudam a manter o tórax aberto, os doentes com uma massa mediastínica anterior correm o risco de obstrução das vias respiratórias superiores com risco de vida. Por conseguinte, é fundamental efetuar uma radiografia de tórax em duas incidências a todos os doentes com suspeita de doença maligna hematopoiética antes de os submeter a anestesia geral.

81- Qual dos seguintes vírus terá provavelmente causado a doença endémica do linfoma de Burkitt?

a-Citomegalovírus (CMV).

b-Vírus da imunodeficiência humana (VIH).

c-Vírus do herpes humano (HHV-6).

d-Vírus de Epstein Barr (EBV).

e-Vírus herpes simplex (HSV).

Resposta correcta d

A forma endémica apresenta-se tipicamente em crianças na cabeça e no pescoço, particularmente com envolvimento dos maxilares. O CMV, o VIH, o HHV-6 e o HSV não estão associados ao linfoma de Burkitt.

82- Em que fase se encontra a ressecção incompleta de uma massa de linfoma de burkitt intra-abdominal?

a-Linfoma de estádio I.

Linfoma b-estágio II.

Linfoma de estádio III c.

d-Linfoma de estádio IV. e- Linfoma de estádio V.

Resposta correcta c

As crianças tendem a ter taxas mais elevadas de envolvimento extra-nodal e de disseminação metastática, o que faz com que o sistema de estadiamento Ann Arbor tenha um valor preditivo limitado para as crianças no que diz respeito ao resultado. A doença de estádio I é a doença em apenas uma localização, quer como um único tumor extra-nodal, quer envolvendo gânglios linfáticos em apenas uma parte do corpo.Os seguintes tumores são classificados como estádio III: (a) 2 tumores extranodais em lados opostos do diafragma, (b) 2 ou mais áreas nodais acima e abaixo do diafragma, (c) qualquer tumor intratorácico, (d) doença intra-abdominal irressecável e (e) todos os tumores paraespinhais ou epidurais. Se houver envolvimento do SNC ou da medula óssea, a doença é classificada como estádio IV. Não existe estádio V em todos os tipos de linfoma.

83- No linfoma de Burkitt (BL), a translocação cromossómica comum é

a- t (8;14).

b- t (8;22).

c- t (2;8).

d-t (1,9).

e-t (9,22).

Resposta correcta a

A t(8;14) em 80 por cento dos casos e a t(8;22) ou t(2;8) nos restantes 20 por cento das crianças; que é considerada o padrão de ouro para o diagnóstico da BL. As translocações resultam na expressão inadequada do cMYC, o gene envolvido na proliferação celular, devido à justaposição do oncogene cMYC no cromossoma 8 e dos elementos reguladores do locus da imunoglobulina nos cromossomas 14, 2 ou 22.

84- Os linfomas não-Hodgkin incluem todas as seguintes situações, exceto

a-Pode estar associado a deficiências imunitárias hereditárias ou adquiridas.

b- As células B do centro germinal têm um mau prognóstico.

c- Quase todas as formas de BL e DLBCL são de origem de células B.

d-As crianças com LN apresentam habitualmente uma translocação t(8;14) (90%).

e-Os doentes com ALCL apresentam habitualmente uma translocação t(2;5) (90 %).

Resposta correcta b

A maioria das crianças e adolescentes com LNH apresenta doença de novo, mas um pequeno número de doentes tem LNH secundário a etiologias específicas, incluindo deficiências imunitárias herdadas ou adquiridas. A maioria das crianças em que o LNH se desenvolve não tem uma etiologia genética ou ambiental óbvia. O LNBCL divide-se ainda em vários subtipos: o germinal center B-cell like (GCB), que tem um prognóstico favorável e representa a grande maioria dos casos pediátricos de LNBCL, e os subtipos com pior prognóstico, o activated B cell-like (ABC) e o primary mediastinal B-cell (PMB). O LNH pediátrico é geralmente de alto grau e muito agressivo, enquanto o LNH do adulto é geralmente menos agressivo ou indolente. Quase todas as formas de LNH e DLBCL são de origem de células B; 80% dos casos de LL são de origem de células T.

85- Os LNH apresentam doença avançada, aproximadamente no estádio III ou IV:

a-20%.

b-30%.

c-50%.

d-70%.

e-95%.

Resposta correcta d

Aproximadamente 70% dos doentes com LNH apresentam doença

avançada, no estádio III ou IV.

86- Localize o linfoma de burkitt abdominal ressecado de forma grosseira (>90%) igual a:

a-Linfoma de estádio I.

Linfoma b-estágio II.

Linfoma de estádio III c.

d-Linfoma de estádio IV. e- Linfoma de estádio V.

Resposta correcta b

Tumor primário do trato gastrointestinal, geralmente na área ileocecal, com ou sem envolvimento apenas dos nódulos mesentéricos associados, que deve ser ressecado de forma grosseira (>90%), igual ao estádio II. As manifestações clínicas do LNH infantil e adolescente dependem principalmente do subtipo patológico e dos locais primários e secundários de envolvimento. Os tumores crescem rapidamente e podem causar sintomas com base no tamanho e na localização. Cerca de 70% dos doentes com LNH apresentam doença avançada, em estádio III ou IV, incluindo doença extra-nodal com envolvimento gastrointestinal, da medula óssea e do sistema nervoso central.

87- A manifestação cutânea primária do linfoma ocorre habitualmente

linfoma linfoblástico a-B e T (LL).

linfoma linfoblástico b-B e T (LL).

C-Linfoma de Burkitt (BL).

d-Linfoma difuso de grandes células B (DLBCL).

e-Linfoma anaplásico de grandes células (ALCL).

Resposta correcta e

O ALCL manifesta-se como uma manifestação cutânea primária (10%) ou como doença sistémica (febre, perda de peso) com disseminação para o fígado, baço, pulmão, mediastino ou pele; a disseminação para a medula óssea ou para o SNC é rara.

88- Os DLBCL podem ter uma translocação t(8;14) em cerca de

a-30%.

b-50%.

c-80%.

d-100%.

e-Menos de 5%.

Resposta correcta a

As crianças com LN têm normalmente uma translocação t(8;14) (90%) ou, menos frequentemente, uma translocação t(2;8) ou t(8;22) (10%), enquanto as crianças com DLBCL podem ter uma translocação t(8;14) (30%) e têm frequentemente um cariótipo complexo (80%) e aneuploide (80%).

89- As anomalias electrolíticas que podem estar associadas ao Linfoma Não-Hodgkin incluem todas as seguintes, exceto

a- hiperfosfatemia.

b-hipercalemia.

c-hiperuricemia.

d-hipercalcémia.

e-Não é uma das anteriores.

Resposta correcta d

A lise das células tumorais pode estar associada a Linfoma Não-Hodgkin NHL e pode também ocorrer hipocalcemia e não hipercalcemia.

90- A variação da sobrevivência no LNH depende de

a-Subtipo patológico

b-Nível sérico de desidrogenase láctica (LDH)

c-Género de patentes.

d-Presença ou ausência de doença do SNC.

e-Sítios específicos de disseminação metastática.

Resposta correcta c

O prognóstico é excelente para a maioria das formas de LNH infantil e juvenil. Os doentes com doença localizada têm uma probabilidade de sobrevivência de 90-100% e os doentes com doença avançada têm uma probabilidade de sobrevivência de 60-95%. A variação na sobrevivência depende do subtipo patológico, da carga tumoral aquando do diagnóstico, reflectida no nível sérico de lactato desidrogenase (LDH), da presença ou ausência de doença do SNC e dos locais específicos de disseminação metastática.

Bibliografia

I. Asthana S, Labani S, Mehrana S, Bakhshi S. Incidence of childhood leukemia and lymphoma in India (Incidência de leucemia e linfoma infantis na Índia). Jornal de Oncologia de Hematologia Pediátrica. 2018 Dec 1;3(4(sad)115-20.

II. Dulmovits BM, Wolfe LC. Manifestações hematológicas de doença sistémica. InLanzkowsky's Manual of Pediatric Hematology and Oncology 2022 Jan 1 (pp. 7-35). Academic Press.

III. Aristizabal P, Winestone LE, Umaretiya P, Bona K. Disparities in Pediatric Oncology: The 21st Century Opportunity to Improve Outcomes for Children and Adolescents With Cancer (A oportunidade do século XXI para melhorar os resultados das crianças e adolescentes com cancro). Livro educacional da Sociedade Americana de Oncologia Clínica. 2021 May 27;41:e315-26

IV. Biswas S, Chakrabarti S, Chakraborty J, Paul PC, Konar A, Das S. Childhood acute leukemia in West Bengal, India with an emphasis on uncommon clinical features. Asian Pac J Cancer Prev. 2009 Jan 1;10(5(sad)903-6.

V. Carreau NA, Pail O, Armand P, Merryman RW, Advani RH, Spinner MA, Herrera AF, Chen RW, Tomassetti S, Ramchandren R, Hamid M. Checkpoint blockade therapy may sensitize Hodgkin lymphoma to subsequent therapy. Blood. 2018 Nov 29;132:1626.

VI. Marcdante K, Kliegman RM. Nelson essentials of pediatrics e-book. Elsevier Ciências da Saúde; 25 de fevereiro de 2014.

VII. Parthasarathy A, Menon PS, Nair MK. IAP Textbook of pediatrics. Jaypee Brothers Medical Publishers; 4 de fevereiro de 2019.

VIII. Brugieres L, Le Deley M-C, Rosolen A, et al: Impacto da dose de administração de metotrexato na necessidade de tratamento intratecal em crianças e adolescentes com linfoma anaplásico de grandes células: resultados de um ensaio aleatório do grupo EICHNL. J Clin Oncol 2009; 27:897-903.

IX. Burkhardt B, Woessmann W, Zimmermann M, et al: Impacto da radioterapia craniana na profilaxia do sistema nervoso central em crianças e adolescentes com linfoma linfoblástico do estádio III ou IV negativo para o sistema nervoso central. J Clin Oncol 2006; 24:491-499.

X. Cairo MS, Gerrard M, Sposto R, et al: Resultados de um estudo aleatório de linfoma não-Hodgkin B de alto risco do sistema nervoso central e de leucemia linfoblástica aguda B em crianças e adolescentes. Blood 2007; 109:2736-2743.

XI. Coiffier B, Altman A, Pui CH, et al: Guidelines for the management of pediatric and adult tumor lysis syndrome: an evidence-based review. J Clin Oncol 2008; 26:2767-2778.

XII. Czuczman MS, Gregory SA: O futuro da terapia com anticorpos monoclonais CD20 em doenças malignas de células B. Leuk Lymphoma 2010; 51(6):983-994.

XIII. Dharmarajan, K.V., Friedman, D.L., Schwartz, C.L., Chen,

L., FitzGerald, T.J., McCarten, K.M., et al., 2014. Padrões de recaída de um estudo de Fase III de terapia baseada em resposta para linfoma de hodgkin de risco intermediário (AHOD0031): um relatório do Children's Oncology Group. Int. J Radiat. Oncol. Biol. Phys 92 (1), 60.66

XIV. Meinhardt A, Burkhardt B, Zimmermann M, et al: Estudo de janela de fase II sobre rituximab em linfoma não-Hodgkin de células B maduras pediátrico recentemente diagnosticado e leucemia de Burkitt. J Clin Oncol 2010; 28(19):3115-3121

XV. Bhatla, T., Jones, C.L., Meyer, J.A., et al., 2014. A biologia da leucemia linfoblástica aguda recidivante: oportunidades para intervenções terapêuticas. J. Pediatr. Hematol. Oncol. 36 (6), 413.418

XVI. Bhojwani, D., Pui, C.H., 2013. Leucemia linfoblástica aguda infantil recidivada. Lancet Oncol. 14 (6), e205e217.

XVII. Carroll, W.L., Raetz, E.A., 2012. Biologia clínica e laboratorial da leucemia linfoblástica aguda infantil. J. Pediatr. 160 (1), 10.18

X VIII. Nguyen, K., Devidas, M., Cheng, S.C., et al., 2008. Factores que influenciam a sobrevivência após uma recaída de leucemia linfoblástica aguda: um estudo do Children's

XIX. Estudo do Grupo de Oncologia. Leucemia 22, 21422150

XX. Abildagaard, L., Ellebaek, E., Gustafsson, G., et al., 2006. Intensidade de tratamento óptima em crianças com síndrome de Down e leucemia mieloide:

XXI. dados de 56 crianças tratadas com protocolos NOPHO-AML e uma revisão da literatura. Ann. Hematol. 85, 275280 .

XXII. Creutzig, U., van den Heuvel-Eibrink, M.M., Gibson, B., et al., 2012. Diagnóstico e gestão da leucemia mieloide aguda em crianças e adolescentes: recomendações de um painel internacional de peritos. Blood 120 (16), 31873205

XXIII. Davila, J., Slotkin, E., Renaud, T., 2014. Leucemia mieloide aguda pediátrica recidivante e refractária: tratamentos actuais e emergentes. Pediatric Drugs 16, 151.168

XXIV. Faulk, K., Gore, L., Cooper, T., 2014. Visão geral da terapia e estratégias para otimizar os resultados na leucemia mieloide aguda pediátrica de novo. Pediatr. Drogas 16 (3), 213.227

XXV. Gamis, A.S., 2005. Leucemia mieloide aguda e síndrome de Down evolução da terapia moderna - revisão do estado da arte. Pediatr. Cancro do Sangue 44, 132.

1- As alterações mais precoces que ocorrem na deficiência de ferro são a-Diminuição dos níveis de ferro sérico.

b-Nível baixo de ferritina sérica.

c-Aumento da capacidade total de ligação do ferro. d- Diminuição do hematócrito.

e-Aumento da largura da distribuição dos glóbulos vermelhos.

2- O plasma fresco é congelado e armazenado a- a 0 °C ou mais frio durante um máximo de 3 meses. b- a -18 °C ou mais frio durante um máximo de 6 meses. c- a -18 °C ou mais frio durante um máximo de 1 ano.

d- a -4°C ou mais frio durante um período máximo de 3 meses.

e- a -4°C ou mais frio durante um período máximo de 6 meses.

3-   A exposição a epipodofilotoxinas resulta tipicamente em LMA (leucemia mieloide aguda).

b- M3 AML (leucemia mieloide aguda).

c- LMA M2 (leucemia mieloide aguda).

d- M6 AML (leucemia mieloide aguda).

e- M7 AML (leucemia mieloide aguda).

4- Qual dos seguintes achados não está associado à anemia de

Fanconi?

a- Deficiência na secreção da hormona de crescimento.

b-Anomalias esqueléticas.

c- Anomalias renais.

d-Anomalias cardíacas.

e-7 % não apresentam anomalias físicas evidentes.

5- A resposta à terapêutica em LLA recentemente diagnosticada é efectuada através da medição de uma MRD (doença residual mínima) no sangue periférico em

a-Dia 8

b-Dia 14

c-Dia 29.

d-Semana 6.

e-Semana 9.

6- Adolescentes e jovens adultos apresentam uma massa mediastinal em Linfoma não-Hodgkin em

a-25% dos casos.

b-75% dos casos.

c-50% dos casos.

d-35% dos casos.

e-95% dos casos.

7- O índice de ADN indica um bom resultado em doentes com

LLA se o valor for superior a a-0,81 b-0,08

c-0.16

d-1.16

e-1.016

8- A causa mais comum de anemia aplástica adquirida é

a-Idiopático.

b-Drogas.

c-Infecções virais.

d-Radiações.

e-Malnutrition's.

9- Uma doente de seis anos de idade, com um caso conhecido de anemia falciforme, vem ao serviço de urgência com febre e tosse. Aparenta estar bem, mas a sua radiografia do tórax mostra uma mancha no lobo inferior direito. Qual dos seguintes é o diagnóstico mais provável para esta doente?

a-Pneumonia estafilocócica

b-Hipertensão pulmonar

c-Síndrome torácica aguda

d-Cardiomiopatia.

Pedra e-Gall no lado direito.

10- Qual das seguintes substâncias é um índice fiável e sensível da deficiência de vitamina B_{12} ?

a-Cobalamina na urina .

Ácido b-metilmalónico na urina

c-Hidroxocobalamina na urina.

d-Ácido cetótico na urina.

Ácido e-Vanilmandélico na urina.

11- A síndrome mielodisplásica (SMD) infantil mais comum

a- Aberrações no cromossoma 5.

b-trissomia 8.

c- Monossomia 7

síndrome d-5q-.

e-trissomia 13.

12- As manifestações neurológicas da deficiência de vitamina B12 incluem todas as seguintes, exceto

a-Ataxia.

b-Parestesia.

c-Hiperreflexia.

Respostas d-Babinski.

e-Clonus.

13- Na deficiência de vitamina B1, a medula óssea é caracterizada por alterações megaloblásticas com sideroblastos em anel.

Deficiência de b-vitamina B2 (riboflavina).

c-Deficiência de vitamina B12.

Deficiência de d-vitamina B7.

Deficiência de e-Folato.

14- Hemoglobina no estado férrico normalmente presente em

a-1%.

b-6%.

c-10%.

d-15%.

e-19%.

15- A translocação comum num doente com ALCL (linfoma anaplásico de grandes células)

a- t (11;4).

b- t (2;5).

c- t (15;17).

d- t (4;22).

e- t (11;17).

16- Qual dos seguintes agentes não está associado a metemoglobinemia?

a- Dapsona.

b- EMLA (mistura eutéctica de anestésicos locais)

c- Metoclopramida.

d- Sulfonamidas.

e-Ondansetron.

17- Qual das seguintes infecções aumenta com a sobrecarga de ferro?

a-Espécies de Campylobacters.

b-Infeção por micoplasma.

c-E-coli.

d-Yersinia enterocolitica.

e-Pseudomonas aeruginosa

18- O gene de fusão ETV6-RUNX1 na LLA infantil é detectado em aproximadamente: a-5% dos casos de LLA-B.

b-10% dos casos de LLA-B.

c-25% dos casos de LLA-B.

d-45% dos casos de LLA-B.

e-75% dos casos de LLA-B.

19- Todos os seguintes fármacos utilizados na indução da remissão em doentes com LLA, exceto

a-Prednisona ou prednisolona.

b-Vincristina.

c-L-asparaginase.

d-Ciclofosfamida.

e-Antraciclina.

20- O medicamento mais eficaz na redução da sobrecarga cardíaca de ferro em doentes com talassemia é o

a-Desferrioxamina.

b-Deferiprona.

c-Deferasirox.

d- Esteroide com desferrioxamina.

e- Ácido fólico com desferrioxamina.

21-   Recentemente diagnosticada leucemia linfoblástica aguda (LLA) numa criança de 9 anos de idade, verificou-se que a translocação cromossómica associada é t (17:19); qual dos seguintes achados não está associado à sua doença?

a-Presente em 12% dos doentes com LLA recentemente diagnosticados .

b-Hipercalcemia

c-Prolong PT.

d-DIC.

e-Prognóstico mau.

22-   O transplante de células estaminais hematopoiéticas tem tido sucesso na cura de crianças com talassemia em todas as seguintes situações, exceto

a-Idade inferior a 15 anos.

b-Não tem reservas excessivas de ferro.

c-Não tem hepatomegalia.

d-Não há esplenomegalia.

e-Elegível para todos os itens acima.

23-   A letalidade dos níveis de MetHb (metemoglobinemia) é

a-15% MetHb.

b-25% MetHb.

c-35% MetHb.

d- 50% MetHb.

e-70% MetHb.

24-   Qual dos seguintes parasitas está associado à deficiência de vitamina B12?

a-Entameoba histolytica.

b-Enterobius vermicularis.

c-Diphyllobothrium latum.

d-Ancylostoma duodenale.

e-Necator americanis.

25-   Na talassemia, a hematopoiese extra-medular ocorre no canal vertebral, comprimindo a medula espinal tratada por

a-Agente quelante sistémico.

b-Transfusão de sangue a cada 4-6 semanas.

c-Terapia local com esteróides.

d- Radioterapia local.

Agente quelante e-Local.

26-   As crianças com traço de β-talassemia têm todas as seguintes características, exceto

a - Largura de distribuição dos glóbulos vermelhos persistentemente normal.

b-Volume corpuscular médio (VCM) baixo

c-Hb A elevada$_2$.

d-História familiar presente num membro da família.

e-Necessita de tratamento com ácido fólico 1mg/kg/dia

27- A principal causa de morte na talassemia α grave é:

a- Sobrecarga do ferro.

b-Edema.

c-Anemia grave.

d-Insuficiência hepática.

e-Hipóxia.

28- A principal causa de morte na talassemia major é devida a: a-Endocrinopatias.

b-Cardiomiopatias.

c-Insuficiência hepática.

d-Cronicidade da doença.

e-Sepsis.

29- Quais são as causas mais comuns da talassemia B?

a-Mutação pontual

b-Inserção

c-Deleção

d-Mutação de substituição.

e-Inversão.

30-   A hemostase do ferro depende principalmente de

a- Nível de transferrina.

b- Nível de ferro não ligado à transferrina.

Nível de c-Hepcidina.

d-Macrófago hepático.

e- Nível de ferritina.

31-   Qual dos seguintes testes é efectuado anualmente como parte dos cuidados abrangentes para crianças com doença falciforme?

a-Radiografias do tórax

b-Dopplers transcranianos

ecografias c-biliares

d-Ventilação-perfusão pulmonar

e-Taxa de filtração glomerular

32-   Qual dos seguintes marcadores é específico das células da linhagem B?

a-CD7.

b-CD19.

c-CD3.

d-CD5.

e-CD13.

33- As crianças com anemia falciforme correm um grande risco de insucesso escolar e têm uma baixa taxa de conclusão do ensino secundário devido a

a-Transfusão de sangue recorrente.

b-Infarto cerebral silencioso.

c-Crise dolorosa de Sickling.

d-Síndrome torácica aguda.

e-Crise plástica.

34- Qual das seguintes não é uma causa de hemólise intravascular?

incompatibilidade a-Rh

incompatibilidade b-ABO

deficiência de c-G6PD

d-Síndrome de fragmentação das células vermelhas

e-Síndrome urémico hemolítico.

35- O aumento do teste de fragilidade osmótica para hemácias é observado em todos, exceto

a-Talassemia

b-Esferocitose hereditária

c-Eliptocitose hereditária.

d-Anemia hemolítica autoimune.

e-G6PD.

36- A anemia diserteropoiética congénita (ADC) caracteriza-se por todas as seguintes características

a-Eritropoiese ineficaz.

b-Esplenectomia realizada em doentes gravemente afectados com ADC tipo I.

A terapêutica com ferro está indicada em determinados tipos.

A d-vitamina E tem sido utilizada no tratamento do tipo II.

e- A α-IFN 2a recombinante tem sido utilizada no tipo I.

37- A globulina anti-timócitos (ATG) inclui todos os itens a seguir,

exceto a - O teste de pele é fortemente recomendado antes do

tratamento com ATG.

b-Os doentes podem necessitar de transfusões diárias de plaquetas

c-Só devem ser utilizados produtos sanguíneos celulares irradiados e

filtrados em leucócitos.

d-Deve ser utilizada uma linha central (veia de alto fluxo) para infusão

de ATG e-Leuucocitose normalmente após a administração de ATG.

38- O enxerto de plaquetas após o transplante de medula óssea

corresponde a três dias consecutivos de uma contagem de plaquetas

superior a 20.000/mm3.

b-Contagem de plaquetas superior a 50.000/mm3.

c-Contagem de plaquetas superior a 100.000/mm3

d-Contagem de plaquetas superior a 150.000/mm3.

e-Contagem de plaquetas superior a 200.000/mm3.

39- Um saco de crioprecipitado contém cerca de

a-100 mg de fibrinogénio.

b-200 mg de fibrinogénio.

c-300 mg de fibrinogénio.

d-400 mg de fibrinogénio.

e-500 mg de fibrinogénio.

40- A mutação mais comum na hemofilia A grave a- Mutações germinativas.

b- Inversão do intrão 22.

c-Deleção.

d-Mutações pontuais.

e-Inserção.

41- As hemorragias do cordão umbilical estão menos presentes com

a-Fibrinogénio.

b-FII.

c-FXIII.

d-FX.

e-FV.

42- Qual dos seguintes factores de coagulação é utilizado para distinguir a insuficiência hepática da deficiência de vitamina K?

a-Fator II

b-Fator V

Fator c VII

Fator d IX

Fator e X

43- Qual dos seguintes factores de coagulação é transportado pelo vonwilbrand (VWF)?

a-FV.

b-FVII.

c-FVIII.

d-FIX.

e-FXI.

44- O subtipo de VWD diagnosticado através da medição dos níveis de VWF:Ag 1 e 4 horas após a infusão de desmopressina para demonstrar a semi-vida encurtada do VWF (2-4 horas) chamado:

a-Tipo I C VWD.

b-Type II BVWD.

c-Type II AVWD.

d-Tipo II MVWD.

e-Type III VWD.

45- Quais são as causas mais comuns de morte em crianças com anemia falciforme?

a-Doença cardíaca.

b-Doença pulmonar.

c-Infarto cerebral.

d-Doença renal.

e-Crise dolorosa.

46- Os efeitos secundários da deferoxamina incluem todos os

seguintes, exceto

a- Perda auditiva de alta frequência

b- Alterações da retina

c-Displasia óssea .

d- Disfunção hepática

e- Erupção cutânea

47- O linfoma de Burkitt apresenta uma translocação cromossómica

caraterística a- t (8;14).

b-t (8;22).

c- t (2;8).

d- t (2,5).

e-t (1,22).

48- O envolvimento testicular em doentes com LLA como uma

massa indolor ocorre em mais de 5%.

b-Menos de 2% .

c- Menos de 10% .

d-Mais de 10%.

e-Menos de 25%.

49- Qual dos seguintes números cromossómicos é portador de um marcador de prognóstico desfavorável?

a-Número de cromossomas <47.

b-Número de cromossomas <46.

c-Número de cromossomas <45.

d-Número de cromossomas <44.

e-Número de cromossomas <40.

50- Recaída testicular isolada em leucemia aguda diagnosticada confirmada por

a- Aspirado de medula óssea.

b-Exame clínico direto.

c-Subida dos testículos.

d-Biópsia testicular.

e-Tomografia computorizada dos testículos.

51- A taxa de concordância para a leucemia é mais elevada em gémeos idênticos diagnosticados no

a-Primeiro ano de vida.

b-Segundo ano de vida.

c-Terceiro ano de vida.

d-quarto ano de vida.

e-Quinto ano de vida.

52- A segunda principal causa de morte por cancro, depois da leucemia, é

a-Tumores cerebrais.

b-Linfoma

c-Neuroblastoma

tumor d-Wilms

e-Rabdomiossarcomas.

53- A temperatura oral é de aproximadamente

a-0,6°C inferior à temperatura rectal.

b-0,6°C superior à temperatura rectal.

c-1°C mais baixa do que a temperatura rectal.

d- 1°C superior à temperatura rectal.

e-Similar à temperatura rectal.

54- O anti-D na trombocitopenia imune actua por

a-Diminua a produção de anticorpos.

b-Aumento da produção de trombopoietina.

c-Aumentar a estimulação dos megacariócitos na medula óssea.

b-Expressa nos glóbulos vermelhos e retarda a eliminação das plaquetas revestidas com anticorpos e-Aumenta a produção de plaquetas por via extramedular.

55- Qual dos seguintes tipos histológicos de osteossarcoma é confundido com um quisto ósseo aneurismático devido ao seu aspeto lítico na radiografia?

a- Tipo parosteal

b- Tipo condroblástico

c- Tipo telangiectásico

d- Tipo de célula pequena

e- Tipo periosteal

56- Os seguintes vírus estão implicados na patogénese do LNH, exceto:

a-Vírus Epstein-Barr

b-Hepatite C.

c-Herpesvírus humano-8

d-Vírus da hepatite B.

e-Vírus da imunodeficiência humana.

57- A síndrome de Hutchinson ocorre se o neuroblastoma associado a

a- Diarreia secretora intratável.

b-Limpeza e irritabilidade.

c - Envolvimento maciço do fígado com doença metastática

d-Síndrome de hipoventilação congénita

e-Doença de Hirschsprung.

58- A bleomicina pode causar todas as seguintes situações, exceto

a-Febre e calafrios infantis.

b-Mucosite.

c-Hipopigmentação.

fenómeno de Raynaud.

e-Fibrose pulmonar.

59- A Síndrome de Wiskott-Aldrich está associada a todas as características reconhecidas, exceto a - Características clássicas de trombocitopenia após o segundo ano de vida.
b-Erupção cutânea eczematosa
c-Infecções bacterianas e virais recorrentes secundárias .
d-Propensão para desenvolver doenças auto-imunes.
e-Baixo nível de IgM.

60- A calcificação intracraniana na talassemia major é causada por
a-Depósito intracraniano de ferro
b-Afeto do agente quelante.
c-Hipoparatiroidismo
d-Infeção viral transmitida pelo sangue.
Expansão da medula óssea e-Traumática.

<u>**Respostas**</u>

1-b.

2-c.

3-a.

4-e.

5-a.

6-b.

7-d.

8-a.

9-c.

10-b.

11-c.

12-c.

13-a.

14-a.

15-b.

16-e.

17-d.

18-c.

19-d.

20-c

21-a.

22-d.

23-e.

24-c.

25-d.

26-e.

27-e.

28-b.

29-a.

30-c.

31-b.

32-b.

33-b.

34-a.

35-a.

36-c.

37-e.

38-b.

39-b.

40-b.

41-d.

42-b.

43-c.

44-a.

45-b.

46-e.

47-a.

48-b.

49-e.

50-d.

51-a

52-a

53-a

54-d

55-c

56-d

57-b

58-c

59-a

60-c

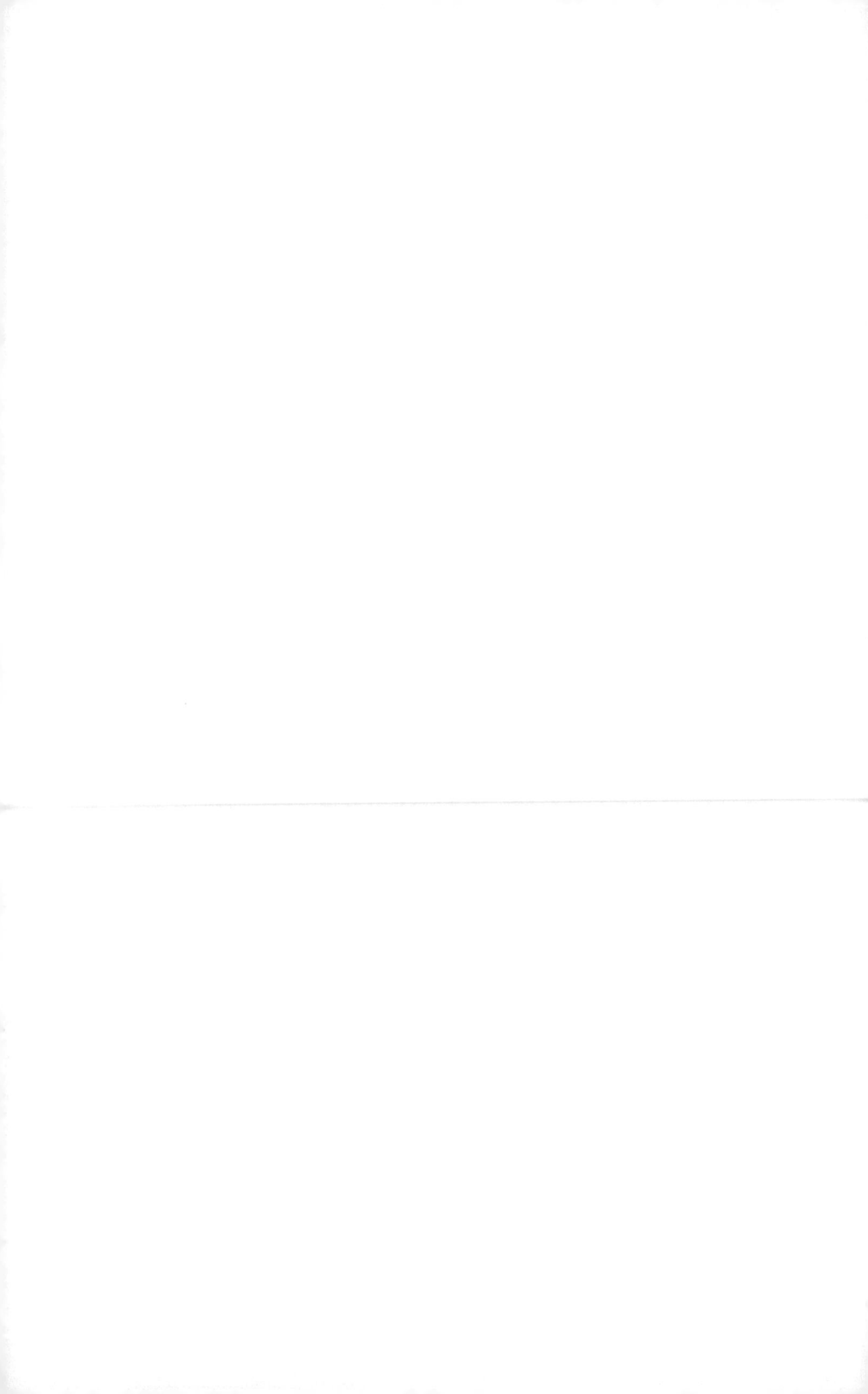

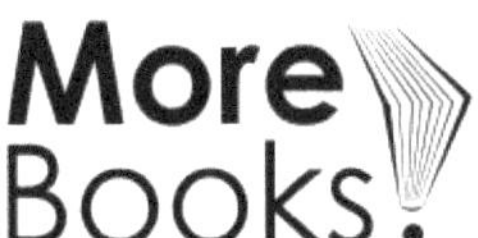

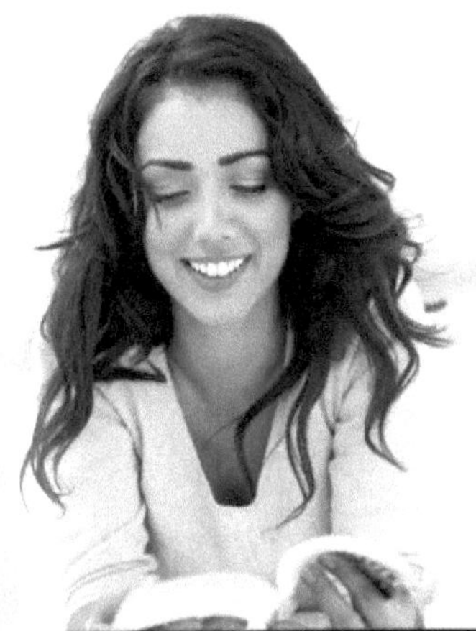

I want morebooks!

Buy your books fast and straightforward online - at one of world's fastest growing online book stores! Environmentally sound due to Print-on-Demand technologies.

Buy your books online at
www.morebooks.shop

Compre os seus livros mais rápido e diretamente na internet, em uma das livrarias on-line com o maior crescimento no mundo! Produção que protege o meio ambiente através das tecnologias de impressão sob demanda.

Compre os seus livros on-line em
www.morebooks.shop

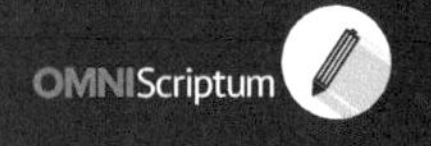

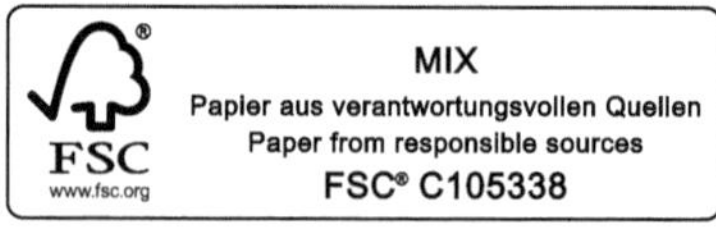